Israa Faiq Jaffar

Estudo Diagnóstico e Taxonómico de Parasitas do Aparelho Digestivo em Patos

Israa Faiq Jaffar

Estudo Diagnóstico e Taxonómico de Parasitas do Aparelho Digestivo em Patos

E gansos na província de Basrah

ScienciaScripts

Imprint

Cover image: www.ingimage.com

This book is a translation from the original published under ISBN 978-3-659-79822-1.

Publisher:
Sciencia Scripts
is a trademark of
Dodo Books Indian Ocean Ltd. and OmniScriptum S.R.L publishing group

120 High Road, East Finchley, London, N2 9ED, United Kingdom
Str. Armeneasca 28/1, office 1, Chisinau MD-2012, Republic of Moldova, Europe
Printed at: see last page
ISBN: 978-620-8-35928-7

DEDICAÇÃO

...Para o meu pai que cuidou de mim todos estes anos.

...A quem perdi na minha vida, que tenho tantas saudades dela que guardo, ao Deus da minha mãe, misericórdia dela.

... À minha sorte nesta vida, meus irmãos e irmãs.

Dedico este trabalho

ISRA'A

Agradecimentos

Bem, honestamente, em primeiro lugar, o agradecimento e o apreço a Alá que enviou o Alcorão e nos deu conhecimento e ciências.

Esta tese não existiria sem a participação e a ajuda de muitas pessoas a quem estou grato e agradecido. Em primeiro lugar, a minha profunda gratidão à minha orientadora, Prof.ª Dr.ª Suzan A. A. Al-Azizz, pela sua ajuda ilimitada e paciência durante todas as fases da minha investigação. Gostaria também de agradecer ao decano e ao diretor da Faculdade de Medicina Veterinária da Universidade de Basrah, Prof. Prof. Dr. Ghazi Y. A. Al-Emarah pelo seu apoio durante o meu trabalho, e não esqueço o Departamento de Microbiologia e Parasitologia Veterinária por me ter ajudado tanto no estudo como no trabalho. Para além disso, gostaria de agradecer do fundo do coração ao Assist. Dr. Majid A. Bannai e ao Prof. Dr. Salim, A. M. Al-Daraji do Centro de Ciências Marinhas da Universidade de Basrah pela sua cooperação, pela ajuda na utilização da câmara Lucida e pela sua cooperação na identificação de alguns parasitas, e ao Prof. Dr. Khalidah S. Al-Niaeem, do Departamento de Pescas e Recursos Marinhos, e ao Prof. Dr. Asa'ad Yahiya, do Departamento de Recursos Animais, Faculdade de Agricultura da Universidade de Basrah, pela sua ajuda na análise estatística. Finalmente, do fundo do meu coração, agradeço à minha família: O meu pai, os meus irmãos e irmãs: Hawraa, Ahmed, Hussan, Zainab e Mojtaba, porque sem o seu apoio este trabalho poderia não ter existido. As minhas últimas palavras: paz, misericórdia e que Deus abençoe o meu país/ Iraque.

ISRA

ÍNDICE DE CONTEÚDOS:

RESUMO:

O presente estudo foi realizado em patos e gansos domésticos que foram recolhidos no campo e no mercado do Governo de Basrah durante o período entre outubro de 2013 e julho de 2014, num número total de 150, e verificou-se que 96 deles estavam infectados com diferentes géneros e espécies de parasitas internos.

A primeira parte do estudo incluiu o exame macroscópico e microscópico de parasitas internos em diferentes órgãos, como o estômago, o intestino, a moela, o coração, o pulmão, os rins e os órgãos genitais, com variações mensais, e foram encontradas diferenças claras entre machos e fêmeas infectados, patos e gansos, no que respeita à prevalência e intensidade da infeção.

A segunda parte fez uma confirmação taxonómica completa dos parasitas isolados e os resultados mostraram uma espécie de protozoário parasita coccidiano sp., sete espécies diferentes de trematódeos digenéticos; Dietziella egregia, Neohematotrephus brasilianum, Hypoderaeum conoideum, Psilocollaris sp, Stromitrema sp., Michajlovia migrate, Ptychogonimus megastoma, com uma percentagem de infeção que variou entre 0,66 e 1,33, a maioria das quais foi registada pela primeira vez no Iraque nestes hospedeiros, que foram considerados como novos hospedeiros, com exceção do Hypoderaeum conoideum, que foi registado em . Além disso, foram reconhecidas seis espécies diferentes de cestodes: Raillietina sp., Sobolevicantus gracilis, Microsomacanthus sp., Tetrabothrius sp., Fimbriaria fasciolaris e três espécies diferentes, Diorchis bulbodes, com percentagem de infeção de 30, 19,33, 14, 10, 14, 13,93, 2,22, 6, 14,66 %, respetivamente. Algumas das espécies foram registadas pela primeira vez no Iraque e o hospedeiro é considerado um novo hospedeiro. Uma espécie de nemátodo Heterakis gallinarum foi registada apenas num casal. Além disso, foi encontrada uma larva de inseto na moela dos gansos.

CAPÍTULO 1

INTRODUÇÃO:

1.1. Introdução geral

A maioria dos animais partilha os seus ambientes com uma fauna rica em parasitas, que precisam de sobreviver e reproduzir-se com sucesso nesses ambientes, o que obrigou as aves e outros animais a desenvolverem uma vasta gama de defesas contra os parasitas (Clayton e Moore 1997).

Os parasitas das aves são normalmente observados, incluindo protozoários, helmintos, nematohelmintos e artrópodes, e os efeitos variam de infestação ligeira a pesada (Sakas et. al., 2014). Os parasitas internos podem ser classificados em vários tipos com base nos seus tipos de corpo, ciclo de vida e danos aos seus hospedeiros, os parasitas internos incluem nemátodos, cestodes, trematodos e protozoários (Jordan e Pattison, 1996).

Os endoparasitas são comuns nas aves selvagens e raramente provocam a morte de um indivíduo (Webster, 1997).

No entanto, quando as aves estão infectadas com outra doença ou ficam stressadas, os parasitas podem tornar-se mais problemáticos, não levando à morte mas, em alguns casos, podendo ter um impacto negativo ao nível da população (Toft, 1991). Por conseguinte, os parasitas podem ter o potencial de influenciar significativamente a evolução das suas espécies hospedeiras (Price, 1991).

Fallacara et al. (2001) referiram que a carga de endoparasitas nas galinhas selvagens pode ser elevada, especialmente em ambientes urbanos, pelo que as aves podem ser infectadas através da ingestão de água, da alimentação ou da ingestão de areia. Parsani et al. (2003) verificaram que as infecções parasitárias causaram perdas consideráveis na vida selvagem e que vários parasitas são responsáveis pela doença e morte de aves em cativeiro.

Gray e Richard, (2007) salientaram que o facto de as aves viverem em grupos muito grandes e de se misturarem durante o voo e a alimentação, para além das múltiplas fontes de nutrição, que dependem principalmente do que está disponível no ambiente de invertebrados como escaravelhos, caracóis, gafanhotos, bem como minhocas, formigas e crustáceos, que são hospedeiros intermediários de muitos dos vermes, especialmente da ténia, expõe as aves à infeção por estes vermes.

No mundo existem 27 ordens naturais e 8600 famílias que representam 30.000 espécies de aves entre selvagens e domésticas (Parsani et al., 2003). Os parasitas intestinais estão amplamente disseminados, afectando vários tipos de aves de capoeira como galinhas, perus e aves em diferentes tipos (Ruff, 1988).As aves expostas às infecções parasitárias que causam efeitos patológicos com baixo peso e produção de ovos e sobrevivência em casos graves (Awad et al., 1993). À medida que a avicultura intensiva, por exemplo, aumenta os problemas que surgiram durante as últimas quatro décadas, entre esses problemas estão as doenças parasitárias (Shahin et al., 2011). A maioria das aves (selvagens e domésticas) é considerada um reservatório de hospedeiros para muitos parasitas que são importantes para causar muitas doenças e podem ser transmitidos de um país para outro e de uma área para outra (Lundstroum et al. 2000).

Os patos e os gansos são aves aquáticas e precisam de ter acesso à água, as suas penas são naturalmente impermeáveis e isolantes, o que lhes permite tolerar temperaturas mais frias, ambas as espécies são animais sociais que não gostam de viver sozinhos, os patos domésticos podem viver até aos 10-15 anos de idade, enquanto os gansos podem viver 15-20 anos, além disso, os gansos fazem a muda anualmente e acasalam para toda a vida, mas os patos fazem a muda duas vezes por ano, com uma duração de 6-8 semanas (CAS, 2013).

Os patos locais ou piquenes e os patos domésticos ou gansos são espécies frequentemente classificadas taxonomicamente de acordo com (Saliem, 1998 e Hickman et al., 2011), como se segue:

Reino: Animália
Filo: Chordate
Classe: Aves
Superordem: Galloanserae
Ordem: Anseriformes
Família: Anatidae
Subfamília: Anserinae
Tribo: anserina
Género: Anas
Espécie: Anas platyrhynchos

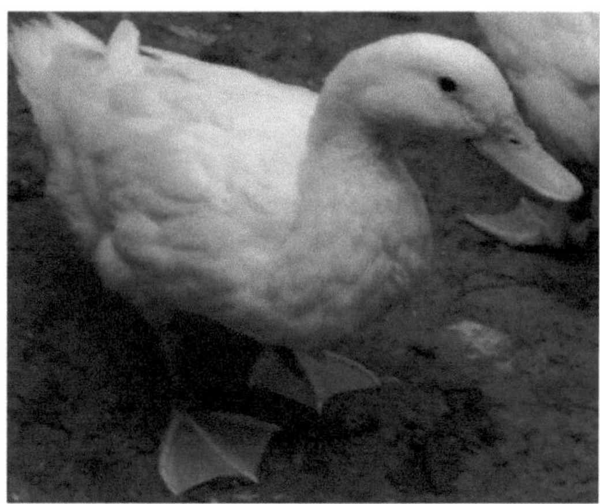

Fig (1): *Anas platyrhynchos*

Enquanto os gansos são taxonomicamente classificados como
Reino: Animália
Filo: Chordate
Subfilo: Vertebrata
Classe: Aves
Ordem: Anseriformes
Família: Anatidae
Subfamília: Anserinae
Tribo: anserina
Género: Anser
Espécies: Anser anser

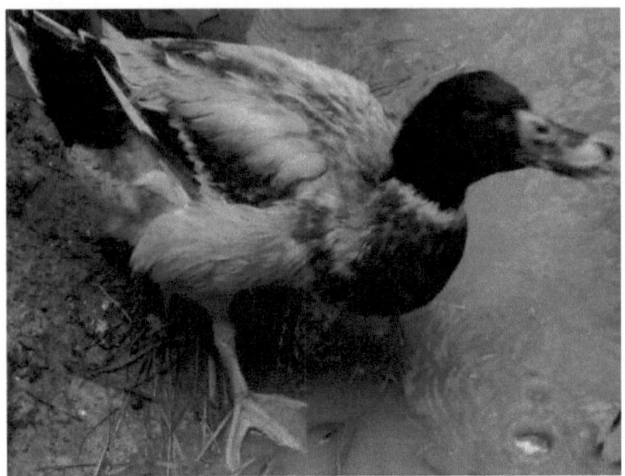

Fig (2): *Anser anser*

1. 2. Objectivos do estudo

Na nossa região, na província de Basrah, muitas famílias possuíam aves de diferentes espécies nas suas casas e uma delas eram patos e gansos. Além disso, não havia estudos sobre a deteção e a taxonomia de parasitas gastrointestinais entre patos e gansos nesta província, pelo que este estudo foi concebido para o efeito:

1. Distribuição dos diferentes parasitas gastro intestinais de patos e gansos.
2. Confirmar a taxonomia completa dos parasitas isolados.

CAPÍTULO 2

REVISÃO DA LITERATURA:

2. 1. Coccidia das aves

Os coccídios pertencem aos Apicomplexa, conoidasida, juntamente com os gregarinos por possuírem conoide completo, oco e truncado, os gregarinos estão alocados em Eugregarinorida, parasitando invertebrados com os gamontes maduros sendo extracelulares. Todos os coccídios estão alocados em Eucoccidiorida, geralmente infectam vertebrados e possuem gamontes intracelulares. A principal plesiomorfia dos gregarinos em relação aos coccídios primitivos (Adeleorina) é a sizígia, que corresponde à gametogonia onde os gamontes se desenvolvem intimamente, formando um ou poucos microgametas (Duszynski, 1997 e Barta et al., 2012).

O oocisto coccidiano é uma estrutura resistente que protege os esporozoítos, que são as formas infecciosas da coccidiose. Normalmente exógena, é libertada nas fezes do hospedeiro, pelo que, por essa razão, a caraterização morfológica do oocisto tem sido utilizada para o diagnóstico. Outras abordagens experimentais, incluindo a quantificação de oocistos por grama de fezes (OoPG), a especificidade do hospedeiro, aspectos do ciclo de vida, locais de infeção, patogenicidade, antigenicidade e dados de sequenciação de nucleótidos estão disponíveis e servem para complementar a caraterização morfológica tradicional dos coccídios, proporcionando melhorias no diagnóstico e na identificação das espécies (Duszynski,1997; Tenter et al., 2002 e Berto et al., 2011).

Um total de 534 psitacídeos e passeriformes, dos quais 241 importados e 293 locais, foram examinados no Japão por Shinn-Shyong et al. (1992) e os resultados dos parasitas foram os seguintes Giardia sp. (86 casos), coccidia (10 casos).

Cerca de 62 grupos de um total de 138 grupos foram positivos para infeção parasitária em aves em cativeiro no Kamla Nehru Zoological garden, Ahmadabad, Gujarat, Índia. 53 amostras (85,48%) estavam infectadas com oocistos de coccídios; Eimeria sp. (Parsani et al., 2003). Por outro lado, Adejinmi e Oke, (2011) examinaram 175 amostras fecais e descobriram que 167 aves (95,4%) eram positivas para parasitas gastrointestinais em patos domésticos Anas platyrhynchos em Ibadan, no sudoeste da Nigéria, com três parasitas protozoários diferentes isolados das amostras fecais e identificados como, Eimeria sp. 60 amostras (34,3%), Tyzzeria sp. 29 (16,6%) e Cryptosporidium sp. 27 (15,4%), respetivamente.

No Iraque, Al-Masudi et al. (2007) registaram a presença de Eimeria acervulina em A. platyrhynchos do lago Al-Razzaza, enquanto Shamaun (2009), em Al-Hamdania, Mossul, Iraque, examinou (395) casos de doenças em frangos criados em casa de diferentes idades, uma das quais era a coccidiose, com uma percentagem de infeção de 3,8%.

2. 2. Trematódeos nas aves

Trematoda é uma classe dentro do filo Platyhelminthes, que inclui dois grupos de vermes chatos parasitas, conhecidos como vermes, divididos em duas subclasses Monogenea e Digenea e inclui 18.000 a 24.000 espécies, a maioria dos trematódeos são parasitas de moluscos e vertebrados (http://en.wikipedia.org/wiki/Trematoda, 2014). Ghebremariam et al., (2011) relataram que os trematódeos são menos prevalentes em galinhas e que os vermes muitas vezes são quase inexistentes devido à falta de superfície de água subterrânea, enquanto que estes vermes nas aves aquáticas, patos e gansos porque se alimentam de água que contém os hospedeiros intermediários no ciclo de vida deste tipo de vermes fazem como um fator de risco para a infeção.

2.3. Ciclo de vida dos Trematódeos nas aves

O ciclo de vida típico dos vermes trematódeos necessita de um ou dois hospedeiros: intermediário e final, os primeiros são os moluscos com reprodução assexuada dos trematódeos no seu interior e a maioria dos vertebrados e invertebrados são considerados hospedeiros finais com reprodução sexual (Combes et al., 2002).

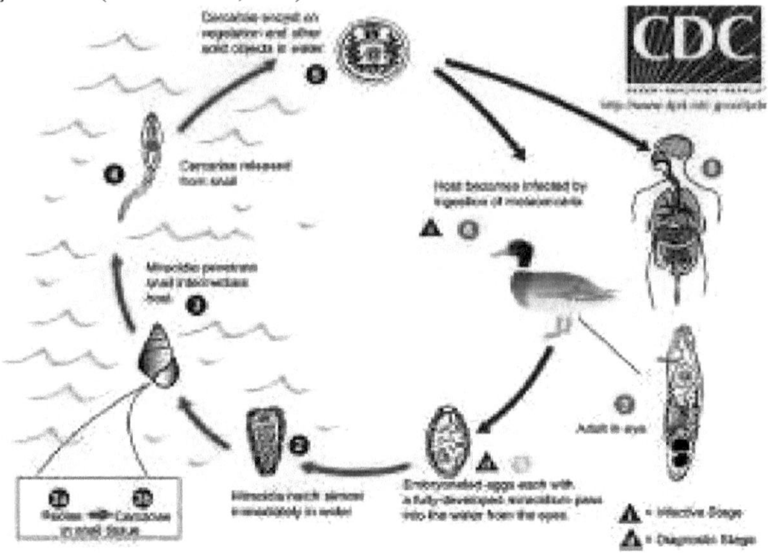

Diagrama (1): O ciclo de vida dos trematódes (Combes et al., 2002)

2.4. Distribuição de Trematódeos em Aves no Mundo e no Iraque

Os investigadores constataram que as aves domésticas e selvagens têm um papel significativo na propagação da infeção numa vasta área geográfica, em resultado da migração e das diferentes condições de infeção e transmissão aos animais, às explorações piscícolas e aos animais domésticos e, por vezes, ao homem (Webster, 1982).

Rind (1974) verificou que os principais grupos de helmintas parasitas encontrados em onze espécies de aves de água doce da Nova Zelândia e treze géneros de trematódeos são enumerados, nenhum dos quais foi previamente registado neste país, todos os géneros são cosmopolitas nas famílias representadas: Notocotylidae, Echinostomatidae, Strigeidae, Schistosomatidae, Microphallidae, Psilostomatidae, Cyclocoelidae e Opisthorchiidae.

Nos Estados Unidos da América, Canaris et al. (1981) registaram dois trematódes: Echinostoma revolutum e Notocotylus attenuotus em aves aquáticas, enquanto no Paquistão Khan et al., (1983) registaram duas espécies de trematódes Echinoparypium recurvutum e E. Paraulum que isolaram de patos selvagens.

Um estudo sobre os helmintos parasitas do pato doméstico A. platyrhynchos foi efectuado por Eom e Rim (1984) na Coreia, e registou seis espécies diferentes de trematódeos quando inspeccionados 105 patos domésticos, estes parasitas incluem Amphimerus anatis, Echinostoma miyagawai, Echinochasmus japonicus, Cryptocotyle sp., Notocotylus attenuatus e Apatemon sp.

São apresentados alguns digenéticos e cestódeos parasitas de uma população de íbis-de-cara-branca Plegadis chihi (Vieillot) da província de Buenos Aires, Argentina, e os resultados são os seguintes: digenéticos Dietziella egregia, Patagifer bilobus, Ascocotyle (Leighia) e Posthodiplostomum nanum do intestino, enquanto que Prosthogonimus ovatus isolado da cloaca e

Athesmia heterolecithodes dos canais biliares e o cestode Hymenolepis megalops da cloaca, foram registados. A descoberta de D. egregia, P. ovatus, A. heterolecithodes e P. nanum constituem novos hospedeiros e/ou novos registos geográficos (Digiani, 2000). Fernandez et al., (2007) registaram o trematódeo digenético Psilochasmus oxyurus em gansos Anser anser pela primeira vez na América do Sul, com base em espécimes que parasitavam gansos domésticos brasileiros, com uma prevalência de 20%.

Katarzyna (2008) encontrou uma fauna parasitária de aves ligadas a ambientes aquáticos, incluindo digenéticos, na Polónia, com 124 indivíduos de patos selvagens Anatinae (Anseriformes) pertencentes a 8 espécies: Anas strepera, A. crecca, A. platyrhynchos, Aythya marila, A. fuligula, Melanitta nigra, M. fusca e Mergus merganser entre 2001 e 2006 e revelou a presença de 29 espécies de digenéticos de 11 famílias: Paracoenogonimus ovatus; Diplostomum mergi; D. parviventosum; D. phoxini; D. pusillum; Ornithodiplostomum scardinii; Echinochasmus spinulosus; Echinoparyphium cinctum; E. recurvatum; Echinostoma miyagawai; E. revolutum; Hypoderaeum conoideum; Stephanoprora pseudoechinata; Cryptocotyle concava; C. lingua; Leucochloridiomorpha lutea; Catatropis verrucosa; Notocotylusattenuatus; Paramonostomum alveatum; Metorchis xanthostomus; Prosthogonimus ovatus; P. rarus; Psilochasmus oxyurus; Psilostomum brevicolle; Psilotrema simillimum; Bilharziella polonica; Apatemon gracilis; Australapatemon minor; Cotylurus cornutus.

Onze novos registos de espécies digenéticas em aves na Polónia foram relatados por Okulewicz et al, (2010) e estas são Tylodelphys immer encontrada em Gavia stellata, Strigea vanderbrokae em Pernis apivorus, E. academica em Numenius arquata, E. euryporus em Buteo buteo, Patagifer parvispinosus e Petasiger grandivesicularis em Tachybaptus ruficollis, Notocotyloides petasatus em Calidris alpina, Plagiorchis arcuatus em Corvus cornix, Leyogonimus polyoon em Gallinula chloropus e Fulica atra, Lyperosomum alaudae em Sylvia atricapilla e Alauda arvenis, e Collyricloides massanae em Turdus merula.

Ki-Soo et al., (2010) observaram uma espécie de trematódeo pertencente ao género Prosthogonimus (família: Prosthogonimidae) que foi recolhida em 2004 da bursa de Fabricius de um único mergulhão pequeno, Tachybaptus ruficollis, na Coreia, sendo este o primeiro caso relatado de infeção por Prosthogonimus em aves selvagens na Coreia.

Leucochloridium fuscussi foi um parasita digenético encontrado na bursa fabricius de um pernilongo-vermelho Totanu fuscus é descrito de Allahabad na Índia e a nova espécie coincide muito em certas caraterísticas morfológicas e anatómicas com L. indicum, L. gallinuli e L. mehrii. No entanto, existem variações acentuadas na forma e no tamanho das gónadas, na proporção das ventosas, na extensão e na distribuição dos vitelários e das espirais uterinas em relação a outras espécies muito semelhantes, como L. melospizae, L. hypotaenidiarum e L. sime (Kharoo, 2012). Ogunnowo e Sorensen (2013) examinaram marrecos de asa azul e patos de pescoço anelado recolhidos no lago Winnibigoshish, Minnesota, EUA, e descobriram que seis espécies identificadas são Apatemon gracilis (família Strigeidae), Cotylurus flabelliformis (Família Strigeidae), Diplostomum mergi (Família Diplostomatidae), Echinoparyphium aconiatum (Família Echinostomatidae), Psilotrema mediopora (Família Psilostomatidae) e Sphaeridiotrema pseudoglobulus (Família Psilostomatidae).

Weerachai et al., (2013) relataram que os patos de pastoreio livre desempenham um papel importante na economia rural da Ásia Oriental na forma de produção de ovos e carne. Na Tailândia, de um total de 90 patos de pastoreio livre, foram examinados parasitas de helmintos intestinais, com ênfase especial no Echinostoma zoonótico, com 51 (56,7%) infectados por uma ou mais espécies de Echinostomes zoonóticos, E. revolutum, Echinoparyphium recurvatum e Hypoderaeum conoideum.

No Iraque: Mustafa (1984), AL-Mayah et al., (1991) e AL-Mayah e Mustafa (1994) elaboraram muitas literaturas sobre helmintas de aves aquáticas no Iraque durante os últimos trinta anos e disponibilizaram-nas aos investigadores interessados neste domínio, em primeiro lugar, introduzidas por Awad et al, (1993), que registou a fauna helmíntica no período compreendido entre 1977 e 1991 em Basrah, mas a fauna helmíntica de muitas aves migratórias ou domesticadas no Iraque ainda não é totalmente conhecida, assim como as diferentes investigações.

O trematoda H. conoideum isolado de A. platyrhnchas por Mohammed et al. (2002) de Bagdade. Mizhir (2002) encontrou seis tipos de trematódes que infectam diferentes aves aquáticas no mar baixo de Najaf, incluindo Psilolecithum longorchum e Echinostoma revolutum. Além disso, Saeed, et al. (2003) encontraram o tremátodo Brachylaema fuscata em estorninhos Sternus vulgaris, com uma percentagem de infeção de 12,3% na cidade de Bagdade. Shubber, (2006) encontrou quatro espécies de trematódes: Catatropis verrucosa, Echinostoma revolutum, Notocotylus attenuatus e Parastrigea sp. em Netta rufina com uma percentagem de infeção de 1,23, 2,46, 9,87, 9,87%, respetivamente, e em Anas crecca registou os trematódes Notocotylus attenuatus 5% e Parastrigea sp. 3,33% na província de Al-Diwaniya. Al-Daraji et al. (2009) encontraram duas espécies de trematódeos digenéticos, Eucotyle sp. e Orchipedum jolliei, que infectaram o pato-real Anas platyrhynchos nos pântanos de Al-Hammar, tendo este estudo revelado o primeiro registo em aves aquáticas iraquianas.

2.5. Cestode das Aves

As ténias são a maioria dos parasitas internos que infectam as aves, actuando em vários danos que levam à perda de hospedeiros, especialmente quando a infeção é grave (Kinsella et al., 1973). Mais de 4000 espécies da fauna de ténias de 1400 tipos de aves invasoras pertencentes a três famílias muito importantes são: Hymenolepidae, Davainidae e Dilepididae (Calnek et al., 1991). As ténias são parasitas do branco achatado constituído por um número de peças que tomam o seu alimento através do seu exterior, e fixam-se ao intestino por ventosas no escólex e no cabeçalho podem existir alguns ganchos, os ganchos estão em diferentes comprimentos de ténias spammed em diferentes tipos de aves, alguns dos quais são muito pequenos não excedem vários milímetros de comprimento e outros longos até 30 cm, os ovos destes vermes são incorrectos como não adicionando um hospedeiro intermediário médio como minhocas, caracóis, lesmas e insectos (Soulsby, 1986).

Os céstodos afectam o crescimento e a atividade das aves e causam stress, que afecta negativamente os processos funcionais e metabólicos no corpo da ave (Hofstad et al., 1978). Calnek et al., (1997) observaram que a infeção por ténias nas aves é uma das principais causas da diminuição da produção e da perda de peso, mas também causa muitos problemas e provoca uma perda de sangue intestinal e uma perda de produção com sinais neurológicos.

2.6. Ciclo de vida dos Cestodes

As ténias que infectam as aves são infectadas por alguns artrópodes e outros invertebrados hospedeiros como hospedeiros intermediários e completam o seu ciclo de vida no interior das aves. Em primeiro lugar, a ave é infetada quando manuseia um hospedeiro intermediário com a fase larvar (cisticercóides) e, em seguida, completa o seu ciclo de vida no hospedeiro final quando apanha ovos ou pedaços de ovos transportados em recipientes e eclodem após um curto período de tempo a chegar ao intestino delgado, quando alimenta as aves, isto significa que o hospedeiro intermediário é infetado por cisticercóides que se fixam à parede intestinal pelo escólex e se desenvolvem em vermes adultos, começando então com a formação de novos vermes e começando a colocar a proglótida nas comidas das aves durante duas semanas após a infeção (Olsen, 1974).

2.7. Distribuição de Cestodes em Aves no Mundo e no Iraque

A maioria dos estudos sobre parasitas aviários referiu que as aves de capoeira estão mais infectadas com cestodes. A Hymenolepis columbae apresentou a prevalência mais elevada e uma maior carga parasitária de cestodes em patos, o que pode ser explicado pelo facto de se alimentarem de hospedeiros vectores de cestodes (Farzana et al., 2007).

Duas espécies de cestódeos, Fimbriaria fasciolaris e Cloacotaenia megalops foram coletadas de Anas bahamensis e Amazonetta Braziliensis em lagoas do Distrito de Maricá, Estado do Rio de Janeiro, Brasil, este foi o primeiro registro de F. fasciolaris parasitando A. bahamensis (Muniz-Pereira e Amato, 1998).

Tasawar et al. (1999) examinaram cento e vinte frangos de Faisalabad, no Paquistão, para investigar a prevalência da carga parasitária de cestodes e encontraram sete espécies: Raillietina sp., R. tetragona, R. cesticillus, Cotugnia spp, H. contaniana, H. carioca com taxas de prevalência (1.66, 51.66, 5.83, 31.66, 1.66, 0.83, 0.83%) respetivamente, além disso, Ghazi et al. (2002), notaram que o efeito direto do parasita nas aves infectadas foi a redução da condição corporal, peso corporal, sobrevivência dos adultos, tamanho da ninhada, sucesso de eclosão e sobrevivência dos pintos. Foram realizados muitos estudos em todo o mundo sobre a ténia nas aves de capoeira.

No Bangladesh, Roy (2002) identificou cinco tipos de ténias em galinhas domésticas: R. echinobothrida, Skrajabinia tetragona, R. cesticillus, C. infundibulum e Hymenolepis sp. Mungube et al., (2008) observaram no Quénia Oriental muitos tipos de parasitas internos e externos de galinhas domésticas, incluindo a ténia Choanatina infundibulum. Enquanto Abdul Wahab et al., (2009) registaram em aves domésticas na Malásia vários tipos de vermes intestinais, incluindo as ténias R. cesticillus, R. tetragona e H. carioca. Num estudo realizado por Mature et al., (2010) em frangos locais e exóticos comercializados na Nigéria, com quinhentos tractos gastrointestinais examinados, foram detectados seis tipos de vermes, incluindo as ténias H. carioca, R. tetragona e R. echinobothrida, com uma percentagem de infeção (23, 22,2, 19,6%), respetivamente.

Bootboonchoo e Wongsawad (2012) verificaram que as infecções por céstodos em pintos domésticos Gallus gallus domesticus têm uma elevada prevalência de Raillietina, que provoca lesões graves e perda de peso. A prevalência e a diversidade deste género foram investigadas em algumas áreas da província de Phayao - Tailândia. Os resultados mostraram que a prevalência total da infeção foi de 100% e que foram recuperadas e identificadas três espécies de Raillietina: Raillietina echinobothrida, R. tetragona e Raillietina sp. com uma prevalência de 100%, 100% e 20%, respetivamente, com uma intensidade média de 7, 7,5 e 5 por hospedeiro, respetivamente.

Doze espécies de aves da subordem Charadrii das famílias Charadriidae, Recurvirostridae, Scolopacidae, Glareolidae foram examinadas no lago Syvash (Ucrânia) e foram encontradas dezassete espécies de cestodes de seis famílias; Aploparaksis octacantha de Calidris alpinà e Echinocotyloides dubininae de C. ferruginea são novos registos geográficos pela primeira vez na Ucrânia. Glareola pratincola é um novo registo de hospedeiro para Nadejdolepis paranitidulans, tendo sido encontrados cestodes do género Microsomacanthus em limícolas, aparentemente devido à infeção (2,8 %) nos seus hospedeiros intermediários, crustáceos gammarídeos (Greben, 2013).

Um estudo efectuado por Shehu e Anka (2014) foi realizado para determinar a grande difusão de helmintas gastrointestinais de frangos locais e exóticos abatidos no Estado de Sokoto -Nigéria e de um total de 40 amostras foram recolhidas 20 (50.0%) eram de frangos domésticos, 10 de frangos de carne (machos exóticos) e 10 de poedeiras, o que perfaz 20 (50,0%) amostras infectadas com uma ou mais espécies de helmintas parasitas. 4 (10,0%) tinham uma infeção única, 17 (42,5%) tinham uma infeção dupla e 8 (20,0%) tinham infecções triplas. Os cestóides registados incluem Raillietina echinobothrida (30,0%), Raillietina tetragona (25%), Raillietina cesticillus (22,5%) e Davainea proglottina (30%), Hymenolepis carioca (7,5%). E o nemátodo Ascaridia galli (15%), Heterakis gallinae (10%).

No Sudeste de África, o género Raillietina sp foi encontrado em galinhas por (Ghebremariam et. al., 2011). Marinova et al., (2013) fizeram um levantamento dos cestodes das aves aquáticas (Aves: Anseriformes) na Bulgária e descobriram que 52 espécies de cestodes da ordem Cyclophyllidea, pertencentes às famílias Dilepididae (3 espécies) e Hymenolepididae (49 espécies), foram registadas em várias localidades do país. Como hospedeiros de cestóides, foram registadas 16 espécies de aves aquáticas selvagens, tendo as assembleias de cestóides mais ricas em espécies sido registadas em Anas platyrhynchos (26 espécies), A. querquedula (20) e A. crecca (14); foram registadas 18 e 9 espécies de cestóides em patos e gansos domésticos, respetivamente.

Um estudo realizado por Bhure et al. (2013) investigou a prevalência e a diversidade de parasitas cestódeos de Gallus gallus domesticus no distrito de Nanded e arredores, na Índia, e obteve como resultado cinco géneros: Cotugnia, Daivenia, Raillietina, Vallipora e Mogheia.

No Iraque, um estudo de Al-Hadithi e Mustafa (1991) registou três trematódes; Hypoderaeum conoideum, Typhlocoelum cucumerinum e Diplostomum spathaceum, dois cestodes; Fimbriaria fasciolaris e Cotugnia sp. e Capillaria sp. como nematoda, todos estes encontrados em aves aquáticas A. platyrhynchos e L. ridibundus. Por outro lado, Al-Mayah (1999) isolou quatro cestodes parasitas da ave A. crecca: Sobolevicantus octacantha, F. fasciolaris, Echinocotyle rosseter, Haploparaxis furcigera. Por outro lado, Mahmoud (2001) registou Sobolevicantus gracilis, Diorchis stefanskii e Hyminolepis mastigopraditi nas aves A. platyrhynchos na cidade de Bagdade.

Al-Mayali (2009) encontrou cinco espécies diferentes de ténias em galinhas locais na região de Al-Diwaniya. Por sua vez, Al-Bayati (2011) verificou que pombos de várias regiões da província de Diyala apresentavam diferentes infecções por cestodes, com uma prevalência total de 73,01%, tendo sido diagnosticados e identificados três géneros de cestodes: Aporina delafondi , Cotugnia intermedia e Raillietina microcantha.

Um estudo realizado por Gali et al., (2010) incluiu 150 aves iraquianas Pycnonotus lecuotis mesoptamiae (Pycnotidae, Passeriformes), da cidade de Bagdade e dos seus subúrbios, e o estudo concluiu que a ave é parasitada por quatro tipos de cestodes, dois dos quais são registados pela primeira vez neste tipo de ave no Iraque, Paradicranotinae anormalis e Haploparaxis sp, e os outros dois são R. tetragona e Allohymenolepsis sp. , e por dois tipos de vermes (Trematódeos) que são identificados pela primeira vez no Bulbul de pássaro, Mosesia Chordilesia e Plagiorchis sp.

Nayyef (2012) isolou Raillietina spp. de pombos e aves da família Columbidae recolhidos em diferentes áreas de Bagdade, com uma percentagem de infeção de 45%.

De um total de 460 aves aquáticas recolhidas no pântano de Al-Hammar, na província de Thi-Qar, 12 pertencem a espécies: 29 aves de pato-real (Aythya ferina), 20 aves de pato-real Anas platyrhnchos, 2 aves de ganso-real Anser anser, 10 aves de pato-mergulhão Mergus serrator, 20 aves de corvo-marinho (Phalacrocorax pygmaeus), 21 aves de garça-real (Ardea cinerea),14 aves de Garça-vermelha (Ardea purpurea), 224 aves de Garça-boieira (Bubulcus ibis), 8 aves de Garça-branca-pequena (Egretta garazetta), 41 aves de Galeirão (Fulica atra), 10 aves de Galinha-roxa (Porphyrio poliocephalus), 61 aves de Moorhon (Gallinu chloropus).

Verificou-se que as aves examinadas estavam infectadas por 15 espécies de helmintas, oito das quais pertencem a Trematoda: Cyclocoelum mutabile Echinostoma revolutu, Clinostomum cutaneum, Apharynogostrigea egretti , A .ramai ,Nephrostomum chandigarensis , Apatemon indicus Patagifer wesleyi. e cinco espécies de Nematoda : Contracacum ovale C. rudolphi , Amidostomum fulicae, Tetrameres sp. Microtetrameres sp. e duas de cestoda: Diorchis ransomi, Diploposthe laevis (Al-Kinanny, 2013).

2.8. Nematoda das Aves

A divisão Nematohelminthes pertence à classe dos nemátodes, com um corpo cilíndrico coberto por uma camada não celular chamada cutícula e com órgãos digestivos bem desenvolvidos, em comparação com as ténias, com sexos separados, a maioria com ciclo de vida direto, mas alguns precisam de um hospedeiro intermediário (David et. al., 2007). Os nemátodos têm merecido uma grande atenção por parte de muitos investigadores em diferentes partes do mundo. As principais espécies de aves de capoeira são nemátodos que parasitam Ascaridae galli em galinhas e perus, o que leva a um fraco crescimento e a uma redução do peso das galinhas infectadas e, por vezes, a obstrução intestinal (Permin et al., 1997), uma vez que causam fraqueza na resistência a várias doenças (Gordan e Jordan, 1982), Heterakis gallinarum outro parasita nemátodo que existe no sistema digestivo das aves, especialmente no ceco e causa muitas alterações nas aves infectadas como hemorragia, fraqueza e muitas patogenias, com ciclo de vida direto (Permin e Hansen, 1998).

2.9. Ciclo de vida do nemátodo

O ciclo de vida dos nemátodos pode ser direto ou indireto, dependendo das espécies de nemátodos, pelo que alguns necessitam de um hospedeiro intermediário, como lesmas, minhocas e insectos, para completar o seu ciclo de vida. Normalmente, as aves, como hospedeiro final, infectam a fase larvar (L2 ou L3) e estas larvas completam a muda até atingirem o adulto, que se encontra principalmente no intestino, após o acasalamento dos óvulos libertados com as forças exteriores ao corpo, como se mostra no diagrama abaixo.

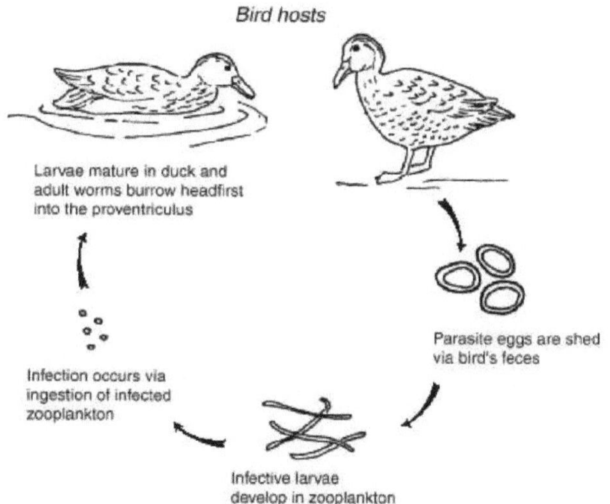

Diagrama (2): O ciclo de vida dos nemátodos nas aves

2.10. Distribuição de nemátodos em aves no mundo e no Iraque

O Nematoda Subulura brumpti foi registado por Sayyed et al. (2000) em galinhas na região de Assiut, no Egito, e é um dos nemátodos menos comuns, o que se deve à necessidade de o parasita recorrer aos hospedeiros finais, como os insectos, para completar o seu ciclo de vida, uma vez que se trata também de uma espécie de codorniz. Ashenafi e Eshetu (2004) registaram em galinhas domésticas seis tipos de nemátodos, incluindo Subulura sp, Heterakis gallinarum e Ascaridia galli.

Nos papagaios (Psiaciformes), foram encontradas sete espécies de nemátodos do género

Ascaridia, tanto em aves selvagens como em aves em cativeiro. Cinco espécies são específicas dos papagaios: Ascaridia hermaphrodita, A. sergiomeirai, A. ornata, A. nicobarensis e A. platyceri. Duas espécies: A. galli e A. columbae, que infectam galináceos e columbiformes (Kajerova et al., 2004).

Kavetska (2008) observou, num total de dez indivíduos de pato-mergulhão Melanitta nigra e pato-veludo M. fusca, cinco espécies de nemátodos Amidostomoides monodon, Epomidiostomum uncinatum, Tetrameres sp. e Echinuria hypognatha, sendo que o pato-veludo foi hospedeiro de A. monodon, E. hypognatha e Streptocara crassicauda, sendo este o primeiro registo de Echinuria hypognatha na Polónia. Enquanto Matur et al. (2010), ao examinarem o trato intestinal de frangos locais e exóticos abatidos no mercado de Gwagwalada, na Nigéria, relataram que Ascaris galli era o mais prevalente (51,6%) entre os frangos. Outros parasitas encontrados incluíam: H. gallinarum (31%) e Syngamus trachea (1,8%).

A ocorrência mensal de endoparasitas em gansos-verdes selvagens Anser anser perto de Estugarda, sudoeste da Alemanha, foi estudada por Friederike et al., (2011), e verificou-se que sete géneros de parasitas foram encontrados nas amostras fecais e os óvulos de nemátodos foram os mais prevalentes, seguidos de oócistos de protozoários, enquanto apenas alguns óvulos de cestodes foram recuperados. O nível de infestação por parasitas variava regional e sazonalmente.

Adejinmi e Oke, (2011) estudaram os parasitas nematoda gastrointestinais em patos domésticos Anas platyrhynchos encontrados na área de Ibadan, na Nigéria. E de um total de 175 amostras fecais examinadas, 167 (95,4%) foram positivas com: A. galli (46,8%) foi o mais frequentemente observado, seguido de H. galinarum (23,4%), Capillaria sp. (21,7%), Echinuris uncinata (11,4%) e Syngamus trachea (7,4%).

Vandanaa et al., (2012) realizaram, entre 2009 e 2010, um estudo sobre helmintos intestinais em frangos de carne comerciais e estimaram a sua prevalência em Trinidad, com uma única infeção encontrada com nemátodos e cestodes e uma infeção mista, tendo sido identificadas quatro espécies de nemátodos como Ascaridia galli , H. gallinarum, Subulura sp. Capillaria sp. e três espécies de cestodes Raillietina echinobothrida , R. cesticillus e Choanotaenia infundibulum. Além disso, Ghebremariam et al, (2011) relataram a prevalência de helmintos parasitas em galinhas indígenas em Zoba Anseba, Eritreia, com a taxa de infeção de A. galli (70,58%), Subulura sp. (5,88%), Heterakis sp. (52,94%), Tetrameres sp. (11,76%), Cheilospirura sp. (5,88%), Raillietina sp. (82,35%) e Amoebotaenia sp. (11,76%).

No Iraque, foram efectuados poucos estudos, por exemplo, Awad et al. (1994) isolaram oito espécies diferentes de nemátodos de aves aquáticas na cidade de Basrah. Al-Taee et al, (2010) referiram que, na inspeção de 80 amostras fecais de patos e gansos de diferentes regiões da província de Ninevah entre 2008 e 2009, a infeção mista foi a mais predominante, com 44,92% e 22,66% em patos e gansos.66% em patos e gansos, respetivamente, e o exame parasitário revelou a presença de 17 espécies ou géneros de parasitas internos em patos e 12 espécies ou géneros de parasitas internos em gansos, sendo que o nemátodo mais comum recuperado em patos e gansos foi Capillaria sp. representado com 38,75% em patos e 42,5% em gansos, enquanto as espécies de trematodes mais comuns foram Noticotylus attenuates representado com 10% em patos e 17,5% em gansos. Raillietina sp. representou 22,5% e 50% em patos e gansos, respetivamente, como o principal género de cestodes recuperado.

Foi recolhido um total de 350 aves aquáticas pertencentes a 23 espécies no pântano de Al-Mashab, a norte de Basrah. As aves, incluindo Larus genei , L. ichthyaetus , L. ridibundus, Himantopus himantopus, Chettusia leucura, Hoplopterus indicus, Hoplopterus spinosus, Egretta garazeta, Ardeola ralloides, Ardea cinerea, A.purpurea Bubulcus ibis, Nycticorax nycticorax, Tringa tetanus, Actitis hypoleucos, Galidris alpine, G. minuta, Anas crecca, Phalacrocorax pygmeus, P. carbo, Gallinulua cloropus, Fulica atra e Ceryle rudis. Verificou-se que estas aves estavam infectadas com 60 parasitas, incluindo 30 espécies de Trematoda: Clinostomum complanatum, Cyclocoelum mutabile, Haematotrephus sp, Diplostomum spathaceum, Codonocephalus urniger, Parastrigea robusta, Apharyngostrigea ibis, A. simplex, A. ramai , Cardiocephaloides sp. , C. longicollis, Strigea sp. tetracotyles, Cotylurus cornutus, Aporchis massiliensis, Paryphostomum radiatum, Stephanoprora denticulata , Echinoparyphium clerci, Echinochasmus japonicus, Echinostoma chloropodis, E. revolutum, Notocotylus attenutus , Pachytrema calculus, Heterophyes aequalis, Centrocestus armatus , Stictodora lari, Plagiorchis nanus, P. elegans, Maritrema sp, Microphallus sp., e Levinseniella propinqua, 12 espécies de Cestoda: Davainea minuta, Ophryoocotyle proteus, Trichocephaloidis megalocephala, Paricterotaenia porosa, Paradilepis scolecina, Wardium himantopodis, Anomotaenia sp., Chitinorecta indiana , Kowalewskiella cingulifera, Fimbriaria fasciolaris , Acoleus vaginatus, e Gastrotaenia cygni , 18 espécies de Nematoda: Capillaria spp., Amidostomum quasifulic, A. fulicae, Eustrongylides ignotus, Contracaecum sp, Desmidocercella numidica, Chevreuxia revoluta, Echinuria heterobrachiata, Cosmocephalus abvelatus, Pectinospirura argentata , Desportesis invaginatus, Stellocaronema fausti, Schistorophus skrjabini, Sciadiocara umbellifara, Viktorocara capillaries , Microtetrameres spiralis, Tetrameres sp. e Paroncocerca tonkinensis (Al-Tameemi, 2013).

CAPÍTULO 3

MATERIAIS E MÉTODOS:

3.1. Instrumentos e equipamentos

Os instrumentos e equipamentos utilizados neste trabalho estão listados na (tabela ,1), enquanto que os materiais utilizados estão listados na (tabela, 2):

Tabela (1): Instrumentos e equipamentos com as respetivas observações.

Equipment	Source
Compound light microscope	Olympus /Japan
Camera Lucida	China
Mortar	Olympus /Japan
Stereomicroscope	Olympus /Japan
Dissecting microscope	China
Sensitive balance	National(Japan)
Anatomy tools	Italy
igital camera	ny / Japan

Tabela (2): Materiais e respetivas observações.

Type	Source
Giemsa stain	Al-Hellal
Absolute ethyl alcohol	BDH / England
Glycerin	BDH / England
Sodium Chloride (NaCl)	BDH / England
Hydrochloric acid (HCl)	BDH / England
Potassium hydroxide	BDH / England
Sodium carbonat	Fluka / Switzerland
Formalin	Fluka / Switzerland
Xyline	BDH / England
Canada balsam	BDH /England
Lacto- phenol	Local

3.2. Métodos

3.2.1. Recolha de amostras

Foi recolhido um total de 150 patos e gansos entre outubro de 2013 e julho de 2014, pertencentes a duas espécies de patos pequineses e domésticos do Iraque, sendo estas amostras trazidas de diferentes zonas da província de Basrah (Abu Al-kaseeb, Shatt Al-arab, Al-qurna, Old Basrah e cinco mercados de moinhos). Depois de recolhidas, as amostras foram colocadas em gaiolas e levadas o mais rapidamente possível para o laboratório de Parasitologia Veterinária da Faculdade de Medicina Veterinária da Universidade de Basrah para exame adequado. As aves foram identificadas de acordo com Saliem (1998), que as relacionava com os patos Piken e os patos domésticos (gansos).

3.2.2. Produtores de laboratório

Após a chegada das amostras ao laboratório, cada uma foi aberta longitudinalmente e os órgãos internos foram cuidadosamente cortados e colocados em pratos cristalinos limpos com solução salina normal (0,85%) para lavagem, que foram preparados da seguinte forma

NaCl 0,9 gr.

Água destilada 100 ml.

Todas as partes do sistema digestivo e do coração, baço, fígado, moela, foram removidas e colocadas em pratos cristalinos com solução salina normal (0,85%), e examinadas usando um microscópio de dissecação, depois o parasita, se encontrado, foi removido com a ajuda de pinças, agulhas finas, escova ou conta-gotas médico que foram suficientes para libertar os anexos dos parasitas e a presença de muco.

3.2.3. Fixação, preservação e coloração

Cada tipo de parasita isolado com um protocolo especial, os trematodes isolados que se encontravam em diferentes órgãos foram fixados em álcool etílico a 70%, enquanto que os cestodes foram transferidos de um tecido para água da torneira para serem libertados e depois foram conservados em álcool etílico a 70%.

Os nemátodos foram lavados em solução salina normal a 0,85% imediatamente após a colheita e fixados em glicerina pura ou lactofenol, preparados de acordo com (Garcia e Ash, 1979) da seguinte forma:

Glicerina 20 ml

Ácido lático 10 ml

Cristais de fenol fundidos 10 ml

Água destilada 10 ml

Após pelo menos 24 horas, foi efectuado um exame microscópico para estudos morfológicos (Morgan e Hawkins, 1960). Os nemátodos, depois de identificados microscopicamente, utilizaram chaves taxonómicas para estudar os caracteres principais e fazer uma taxonomia completa (Yamaguti, 1961).

Os trematódeos e cestódeos isolados foram corados com Alum carmine e alguns com hematoxilina.

3. 2. 4. Método da mancha de carmim de alúmen

Os vermes isolados foram colocados em coloração de alúmen carmim durante 6-10 minutos, e depois lavados com etanol a 70% durante dois minutos, e posteriormente colocados em novo etanol a 70% durante quinze minutos. Depois disso, os vermes foram transferidos para álcool ácido até os seus órgãos ficarem claros, uma série de álcool etílico em que os vermes foram colocados em diferentes períodos; 70% durante quinze minutos, 85, 95, 100% durante trinta minutos e 100% durante uma hora ou durante a noite. Os vermes foram transferidos para xileno durante dois a cinco minutos e examinados ao microscópio até o órgão do parasita ficar claro, depois disso foram montados em bálsamo de canada e cobertos por uma lâmina de cobertura e colocados na incubadora durante toda a noite e depois examinados ao microscópio de luz. Os parasitas foram medidos por câmara lúcida e fotografados por câmara digital. Os mesmos passos de coloração foram efectuados com o método de coloração de hematoxilina.

Os resultados dos parasitas foram identificados por diferentes locais: Alguns cestodes parasitas foram identificados pelo Iraqi Natural History Research Center and Museum, outros de acordo com (Wardle e Mcleod, 1952; Yamaguti, 1959), enquanto que Digenea trematodes foram identificados de acordo com (Yamaguti, 1961, e Elece, 1965) e confirmados pelo Assist. Majid A. Bannai- Centro de Ciências Marinhas da Universidade de Basrah. Nematoda reconhecidos e identificados de acordo com (Whitlock, 1960).

3.4 Análise estatística

Para determinar a significância estatística entre as diferentes variáveis utilizou-se o programa SPSS (Statistical Program for Social Sciences (2012), ao nível de probabilidade de 0,05 para comparar diferenças entre factores com prevalência de infeção durante o período em estudo.

A percentagem de infeção e a intensidade da infeção foram calculadas de acordo com as equações abaixo (Margolis et. al., 1982).

Percentagem de infeção = N.º de aves inf. Aves/ Nº de Aves Exam. Aves X 100%

Intensidade média da infeção = N.º de parasitas iso. Parasitas/ Nº de Inf. Aves

CAPÍTULO 4

RESULTADOS:

4.1. Variação mensal

Na tabela (3) pode observar-se o número total de patos e gansos examinados em cada mês do período de estudo entre (outubro de 2013 e julho de 2014), enquanto que, (tabela, 4), se pode ver o número total de patos e gansos examinados dependente do sexo nos meses de estudo. Não foram encontradas diferenças significativas entre o tipo, o sexo e o número de patos e gansos nos meses de estudo.

Tabela (3): Número total de aves examinadas (patos e gansos) com meses de estudo.

Month	Total duck and Geese
October 2013	12
November	6
December	14
January 2014	6
February	12
March	20
April	20
May	20
June	30
July	10
Total	150

Tabela (4): Número total de patos e gansos examinados, machos e fêmeas, em função dos meses de estudo.

Month	Total No.	Duck	♂	♀	Geese	♂	♀
October 2013	12	9	5	4	3	3	0
November	6	3	2	1	3	1	2
December	14	11	5	6	3	1	2
January 2014	6	4	1	3	2	1	1
February	12	5	2	3	7	4	3

March	20	12	4	8	8	2	6
April	20	11	4	7	9	9	0
May	20	18	11	7	2	0	2
June	30	10	5	5	20	3	17
July	10	7	5	2	3	2	1
Total	150	90	44	46	60	26	34

Os resultados do presente estudo mostraram que o total de patos e gansos infectados atingiu (96) de um total de (150) examinados e divididos em (55) patos infectados e (41) gansos, em geral, um aumento da infeção total durante junho de 2014 atingiu (20) e diminuiu em janeiro de 2014 (1) (Quadro 5). A análise estatística mostrou diferenças significativas entre estes factores com uma probabilidade de P 0,05 (sig= 0,432).

Tabela (5): Total de patos e gansos examinados e infectados com os meses de estudo.

month	Total Exam.	Total infected	Duck infected	Geese infected
October 2013	12	7	7	0
November	6	6	3	3
December	14	8	5	3
January 2014	6	1	0	1
February	12	2	0	2
March	20	15	9	6
April	20	9	6	3
May	20	18	18	0
Jun	30	20	0	20
July	10	10	7	3
Total	150	96	55	41

4.2. Prevalência e intensidade da infeção

A prevalência total de infeção em ambos os tipos de aves no âmbito deste estudo constatou que no total atingiu (100%) em novembro de 2013 e julho de 2014, enquanto que, em janeiro e fevereiro de 2014 (16,66%). Em patos, a alta prevalência encontrada em outubro de 2013 e maio de 2014 (100%) e a baixa prevalência encontrada em (0%) em janeiro, fevereiro e junho de 2014. Enquanto que, nos gansos, pode-se notar uma alta prevalência em janeiro, fevereiro e junho de 2014 (100%) em comparação com outubro de 2013 e maio de 2014, que foi de (0 %), uma clara diferença significativa pode ser encontrada sob P 0,05 (sig = 0,415) (tabela 6).

Tabela (6): A prevalência do total de patos e gansos infectados e cada um deles de acordo com os meses de estudo.

Month	Total duck and geese	Total of infected	Total Prevalence	Duck infected	Prevalence	Geese infected	Prevalence
October	12	7	58.3	7	100	0	0
November	6	6	100	3	50	3	50
December	14	8	57.14	5	62.5*	3	37.5*
January	6	1	16.66	0	0	1	100
February	12	2	16.66	0	0	2	100
March	20	15	75	9	60*	6	40
April	20	9	45	6	66.66*	3	33.33
May	20	18	90	18	100	0	0
June	30	20	66.66	0	0	20	100
July	10	10	100	7	70*	3	30
Total	150	96	64	55	36.6	41	27.3

*Diferenças significativas ($P<0,05$) entre a prevalência de dois tipos de aves.

No quadro (7) pode observar-se a variação da prevalência de acordo com o sexo de cada um (patos e gansos) nos meses de estudo, em geral a mais elevada encontrada nos patos machos em comparação com as fêmeas, com diferenças significativas abaixo de $P<0,05$, enquanto que uma clara diferença significativa encontrou uma prevalência elevada nos gansos fêmeas.

Quadro (7) a prevalência de machos e fêmeas infectados do total de patos e gansos infectados por mês.

Month	Duck Infe.	♂	prevalence	♀	Prevalence	Geese Infe.	♂	Prevalence	♀	Prevalence
October 2013	7	4	57.14a	3	42.9	0	0	0b	0	0
November	3	2	66.66* a	1	33.33 B	3	1	33.33 b	2	66.66 *A
December	5	2	40	3	60*	3	1	33.3	2	66.66 *
January 2014	0	0	0	0	0	1	0	0	1	100

February	0	0	0	0	0	2	2	100	0	0
March	9	5	55.55*	4	44.44 B	6	0	0	6	100A
April	6	4	66.66* b	2	33.3	3	3	100a	0	0
May	18	11	61.11*	7	38.9	0	0	0	0	0
June	0	0	0	0	0	20	6	30	14	70*
July	7	5	71.42*	2	28.6	3	2	66.66 *	1	33.33
Total	55	33	60	22	40	41	15	36.5	26	63.4

- Diferenças significativas (P≤ 0,05) entre machos e fêmeas dentro de cada espécie sig= 0,034.
- Letras minúsculas diferentes significam diferenças significativas (P ≤ 0,05) entre machos de duas espécies sig= 0,025.
- Letras maiúsculas diferentes significam diferenças significativas (P≤ 0,05) entre fêmeas de duas espécies sig= 0,008.

4. 3. Tipos de parasitas isolados

Os gansos machos foram mais infectados com cestodes em dezembro de 2013 (40) em comparação com a infeção por trematódeos, com um caso de infeção por protozoários (48) encontrado em fevereiro de 2014. Por outro lado, a fêmea foi a mais infetada com cestodes em junho de 2014 (40). Foi encontrado um total de (38) larvas de insectos na moela de gansos fêmeas. Em geral, o total de cestodes foi mais elevado do que o de outros parasitas (quadro 8).

Tabela (8): O número e o tipo de parasitas isolados de gansos, de acordo com o sexo, durante os meses de estudo.

Geese						
Month	♂			♀		
	Cestode	Trematode	Coccida	Cestode	Trematode	Larva
October 2013	0	0	0	0	0	0
November	12	0	0	14	0	0
December	40	0	0	20	0	0
January 2014	0	0	0	0	0	38
February	0	0	48	0	0	0
March	0	0	0	8	0	0

April	0	3	0	0	0	0
May	0	0	0	0	0	0
June	20	0	0	40	1	0
July	15	2	0	13	0	0
Total	87	4	48	95	1	38

O estudo atual também mostrou que os patos infectados (fêmeas e machos) com cestodes, nemátodos e tremátodos durante o estudo. O número de cestóides foi mais elevado (162, 103) nos machos e nas fêmeas, respetivamente, em comparação com os tremátodes e os nemátodes. De um modo geral, os machos mostraram-se mais infectados do que as fêmeas com todos os tipos de parasitas, com apenas um registo de um casal de nemátodos nas fêmeas (Quadro 9).

Tabela (9): O número e o tipo e de parasitas isolados do pato de acordo com o sexo durante os meses de estudo.

Duck					
Month	♂		♀		
	Cestode	Trematoda	Cestode	Trematode	Nematode
October 2013	5	1	15	0	0
November	30	0	8	0	0
December	48	2	43	0	0
January 2014	0	0	0	0	0
February	0	0	0	0	0
March	40	0	5	2	2
April	4	0	2	0	0
May	18	0	18	0	0
June	0	0	0	0	0
July	16	2	14	0	0
Total	162	5	103	2	2

Verificaram-se diferenças significativas na prevalência e intensidade da infeção, tanto nos patos como nos gansos (machos), com os tipos de parasitas, por exemplo, nos patos, o cestode Raillietina sp. foi a infeção mais elevada (56,52%) e a mais baixa a infeção por trematodes (2,17%). Enquanto que, nos gansos, a prevalência mais elevada de taxas de infeção no parasita Tetrabothrius sp. atingiu (25,38%) e a mais baixa (3,84%) na infeção com trematódes (quadro 10). Foram encontradas diferenças significativas claras entre patos e gansos no que respeita à prevalência P≤ 0,05 (sig= 0,008) e à intensidade P≤ 0,05 (sig= 0,047).

Tabela (10): Prevalência e intensidade da infeção por cestodes e trematodes em machos de patos e gansos.

Type of parasite	Duck					Geese				
	No. Exam.	No. parasite	No. Inf.	Perc. %	Intensity	No. Exam.	No. Parasite	No. Inf.	Perc. %	Intensity
Raillietina sp	46	36	26	56.52a	1.38	26	15	5	19.23 b	3
Sobolevicantus gracilis	46	20	10	21.73	2	26	20	9	34.61	2.22
Microsomacanthus sp.	46	26	7	15.21	3.71	26	10	3	11.53	3.33
Tetrabothrius sp.	46	12	6	13.04b	2	26	10	6	25.38 a	2.166
Fimbriaria fasciolaris	46	28	14	30.43a	2	26	6	2	7.69b	3
Fimbriaria sp2	46	20	9	19.56	22.22	26	7	3	11.53	2.33
Fimbriaria sp3	46	0	0	0	0	26	0	0	0	0
Fimbriaria sp4	46	0	0	0	0	26	10	3	11.53	33.33
Diorchis bulbodes	46	20	5	10.86	4	26	9	2	7.69	4.5
Larva of insects	46	0	0	0	0	26	0	0	0	0
Coccidia	46	0	0	0	0	26	48	2	7.69	24
Dietziella egregia	46	1	1	2.17	1	26	0	0	0	0

Neohematotrephus brasilianum	46	0	0	0	0	26	1	1	3.84	1
Hypoderaeum conoideum	46	2	1	2.17	2	26	0	0	0	0
Psilocollaris sp	46	2	2	4.34	1	26	0	0	0	0
Stromitrema sp	46	0	0	0	0	26	1	1	3.84	1
Michajlovia migrate	46	0	0	0	0	26	2	1	3.84	2
Ptychogonimus megastoma	46	0	0	0	0	26	0	0	0	0
Heterakis gallinarum	46	0	0	0	0	26	0	0	0	0

- Diferenças significativas ($P \leq 0,05$) entre espécies.
- Letras minúsculas diferentes significam diferenças significativas ($P \leq 0,05$) entre machos de duas espécies.

Uma clara mudança na prevalência e intensidade da infeção para os tipos de parasitas em fêmeas de patos e gansos. Verificam-se diferenças significativas nos valores dos parasitas, sendo o mais elevado encontrado nos patos com Raillietina sp. (27,27%). Enquanto o registo em trematódeos não identificados sp. e nematódeos Heterakis gallinarum (2,27%). Nos gansos, pode verificar-se que a percentagem mais elevada de infeção foi encontrada em Diorchis bulbodes (20,58%) e a mais baixa em Raillietina sp. e Sobolevicantus gracilis com (5,88%) (Quadro 11). O valor de significância com prevalência ($P \leq 0,05$, sig= 0,038) e intensidade ($P \leq 0,05$, sig= 0,008).

Tabela (11): Prevalência e intensidade da infeção por cestodes e trematodes em fêmeas de patos e gansos.

Type of parasite	Duck					Geese				
	No. Exam.	No. parasite	No. Inf.	Perc. %	Intensity	No. Exam.	No. parasite	No. Inf.	Perc. %	Intensity
Raillietina sp	44	28	12	27.27 a	2.33	34	4	2	5.88b	2

Sobolevicantus gracilis	44	19	8	18.18 a	2.37	34	6	2	5.88b	3 3
Microsomacanthus sp.	44	12	5	11.36	2.4	34	20	6	17.64	33.33
Tetrabothrius sp.	44	10	3	7.5	33.33	34	0	0	0	0
Fimbriaria fasciolaris	44	0	0	0	0	34	12	5	14.7	2.4
Fimbriaria sp2	44	15	4	9.09	3.75	34	7	3	8.82	2.33
Fimbriaria sp3	44	0	0	0	0	34	7	3	8.82	2.33
Fimbriaria sp4	44	0	0	0	0	34	19	6	17.64	3.166
Diorchis bulbodes	44	19	8	18.18	2.37	34	20	7	20.58	2.85
Larva of insects	44	0	0	0	0	34	38	1	2.94	38
Coccida	44	0	0	0	0	34	0	0	0	0
Dietziella egregia	44	0	0	0	0	34	0	0	0	0
Neohematotrephus brasilianum	44	0	0	0	0	34	0	0	0	0
Hypoderaeum conoideum	44	0	0	0	0	34	0	0	0	0
Psilocollaris sp	44	0	0	0	0	34	0	0	0	0
Stromitrema sp	44	0	0	0	0	34	1	1	2.94	1
Michajlovia migrate	44	0	0	0	0	34	0	0	0	0
Ptychogonimus megastoma	44	2	1	2.27	2	34	0	0	0	0
Heterakis gallinarum	44	2	1	2.27	2	34	0	0	0	0

- Diferenças significativas (P ≤0,05) entre espécies.
- Letras minúsculas diferentes significam diferenças significativas (P≤ 0,05) entre fêmeas de duas espécies.

De um modo geral, nos cestódeos a percentagem de infeção mais elevada foi encontrada em Raillietina sp. (30%), enquanto que a mais baixa foi em Fimbriaria sp.3 (2,22%), enquanto que a infeção por trematódeos foi totalmente com baixa percentagem de infeção. Foram encontradas diferenças significativas pelo Qui-Quadrado sob probabilidade (P ≤0,05, sig=181,343) entre espécies de cestodes e espécies de cestodes e trematódeos (tabela 12).

Tabela (12): Percentagem total e intensidade da infeção nos patos e gansos em estudo

Type of parasite	No. of infected	No. of parasite	Percentage %	intensity
Raillietina sp	45	83	30	1.84
Sobolevicantus gracilis	29	65	19.33	2.24
Microsomacanthus sp.	21	68	14	3.23
Tetrabothrius sp.	15	32	10	2.13
Fimbriaria fasiolaris	21	46	14	2.19
*F.*sp2	19	49	13.93	2.57
*F.*sp3	3	7	2.22	2.33
*F.*sp4	9	29	6	3.22
Diorchis bulbodes	22	68	14.66	3.09
Larva of insects	1	38	0.66	38
Coccidia	2	48	1.33	24
Dietziella egregia	1	1	0.66	1
Neohematotrephus brasilianum	1	1	0.66	1
Hypoderaeum conoideum	1	2	0.66	2
Psilocollaris sp	2	2	1.33	1
Stromitrema sp	2	2	1.33	1
Michajlovia migrate	1	2	0.66	2
Ptychogonimus megastoma	1	2	0.66	2
Heterakis gallinarum	1	2	0.66	2

No âmbito deste estudo, verificou-se uma infeção única, dupla e múltipla para alguns dos gansos infectados com parasitas, com diferenças significativas claras (P ≤0,05, sig= 0,008) na prevalência de machos com infeção única e dupla e (P≤ 0,05, sig= 0,004) na prevalência de fêmeas com infeção única e dupla e (P≤ 0,05, sig= 0,005) na prevalência tanto para machos como para fêmeas (quadro 13).

Quadro (13): tipo de infeção (simples, dupla, múltipla) para gansos machos e fêmeas.

Geese						
Month	♂			♀		
	single	Double	Multiple	single	double	Multiple
October	3	1	0	3	0	0
November	2	0	0	1	0	0
December	1	1	0	3	0	0
January	0	0	0	0	0	0
February	0	0	0	0	0	0
March	5	0	0	2	2	0
April	3	1	0	2	0	0
May	11	0	0	7	0	0
June	0	0	0	0	0	0
July	4	1	0	2	0	0
Total	29	4	0	20	2	0

Os mesmos resultados foram encontrados para a infeção simples, dupla e múltipla de alguns patos infectados com parasitas, com claras diferenças significativas (P ≤0,05, sig= 0,014) na prevalência de machos com infeção simples e dupla e (P≤ 0,05, sig= 0,004) na prevalência de fêmeas com infeção simples e dupla e (P≤ 0,05, sig= 0,005) na prevalência tanto para machos como para fêmeas (tabela, 14).

Quadro (14): tipo de infeção (simples, dupla, múltipla) para patos machos e fêmeas.

Ducks						
Month	♂			♀		
	single	Double	Multiple	single	double	Multiple
October	0	0	0	0	0	0
November	1	0	0	2	0	0
December	1	0	0	2	0	0
January	0	0	0	1	0	0
February	2	0	0	0	0	0
March	0	0	0	6	0	0

April	3	0	0	0	0	0
May	0	0	0	0	0	0
June	6	0	0	13	1	0
July	1	1	0	1	0	0
Total	14	1	0	25	1	0

4.4. Estudo descritivo e taxonómico
4.4.1 Protozoário parasita
Eimeria sp.
Prevalência: 1.33%
Intensidade da infeção: 24
Taxonomicamente:
Reino: Cromalreolato
Filo: Apicomplexa
Classe: Conoidasida
Subclasse: Coccidia
Ordem: Eucoccidiorida
Família: Eimeriidae
Género: Eimeria
Espécies: Eimeria sp.
Descrição e medidas:

Oocistos esféricos a subesféricos, parede de camada única, lisos e incolores, sem resíduo de oocisto, aproximadamente 60% dos oocistos com um grânulo polar, a taxa de medição 7,7 x 5,5 (n = 10; SI 1.4). Resíduos de esporocistos presentes, consistindo em 3-4 grânulos numa matriz homogénea (Fig.3).

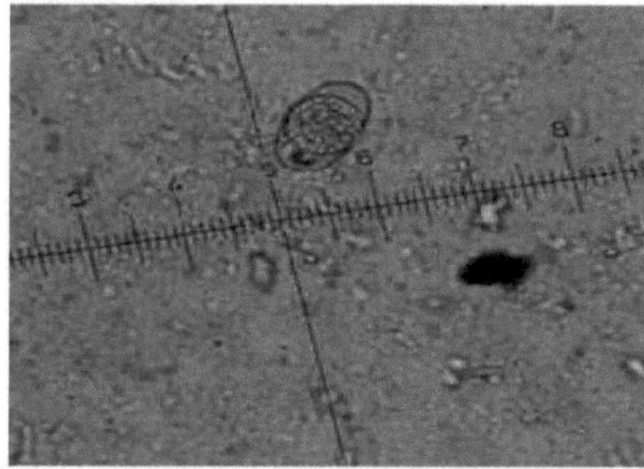

Fig. (3): *Eimeria sp.* from intestine of female geese, 100X.

4.4.2. Trematódeo digenético
4.4.2.1.Dietziella egregia
Localidades: Cidade de Basrah: Sul do Iraque
Prevalência: 0.66%
Intensidade da infeção: 1

Local de infeção: intestino de patos.
Descrição e medidas: (com base em 1 exemplar)
Taxonomicamente:
Filo: Platyhelminthes
Classe: Trematoda
Subclasse: Digenea
Ordem: Echinostomida
Género: Dietziella (Skrjabin et Bashkirova, 1956)
Espécies: Dietziella egregia (Dietz, 1909) *
*Primeiro registo no Iraque como género e primeiro registo de hospedeiro

Descrição: O corpo é subcilíndrico e mede 17,5 mm. Comprimento e 8,6 mm de largura, a ventosa oral mede 0,16 mm. O esófago é pequeno e bifurca-se em dois cecos simples e largos que terminam cegamente um pouco à frente da extremidade posterior. O acetábulo tem forma oval e está situado na base do terço anterior do corpo. Ovário com 0,16 mm, enquanto que os testículos são dois longitudinais e de tamanho subigual, um em cada lado do corpo. Os vitelários são compostos por pequenos folículos irregulares que se estendem ao longo dos cecos desde o nível da bifurcação intestinal até às suas extremidades cegas.

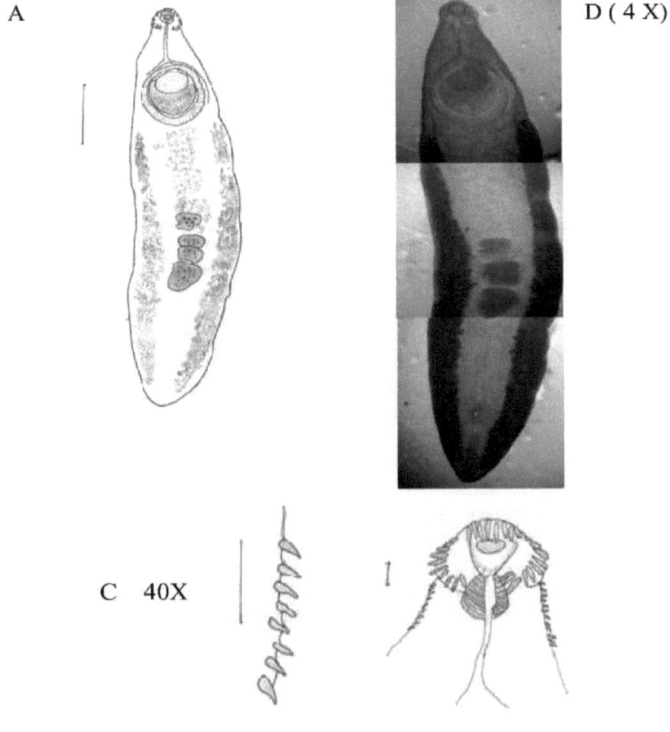

B

Fig. (4): Desenho de Dietziella egregia e fotografia com câmara clara, (A) verme adulto, (B) parte anterior com ventosa oral, Barra de escala 1 mm. (C) espinhos do colarinho, (D) adulto corado com carmim de alúmen (4 X).

4.4.2.2.Neohematotrephus brasilianum

Localidades: Cidade de Basrah: Sul do Iraque

Prevalência: 0.66%

Intensidade da infeção: 1

Local de infeção: cavidade corporal dos gansos.

Descrição e medidas: (com base em 1 exemplar)

Taxonomicamente:

Filo: Platyhelminthes

Classe: Trematoda

Subclasse: Digenea

Ordem: Echinostomida

Família: Cyclocoelidae (Stossich, 1902)

Subfamília: Haematotrephinae (Dollfus, 1948)

Género: Neohematotrephus

Espécie: Neohematotrephus brasilianum (Stossich, 1902)*

*Primeiro registo no Iraque como género e primeiro registo de hospedeiro

Descrição: O corpo é sub oval e mede 20 mm de comprimento e 8,3 mm de largura, a ventosa oral terminal mede 0,8 mm, a faringe tem forma de barril e mede 0,8 mm. O esófago é pequeno e bifurca-se em dois cecos simples e largos, que terminam cegamente um pouco à frente da extremidade posterior. Os vitelários são constituídos por pequenos folículos irregulares que se estendem ao longo dos cecos, desde o nível da bifurcação intestinal até às suas extremidades cegas.

Testes de forma oval ou irregular, diagonais próximos uns dos outros e no interior da união cecal posterior, formando um triângulo com o ovário, poro genital pré-faríngeo. Ovário submediano e do lado oposto do corpo ao testículo anterior, espirais uterinas atingindo a margem lateral do corpo.

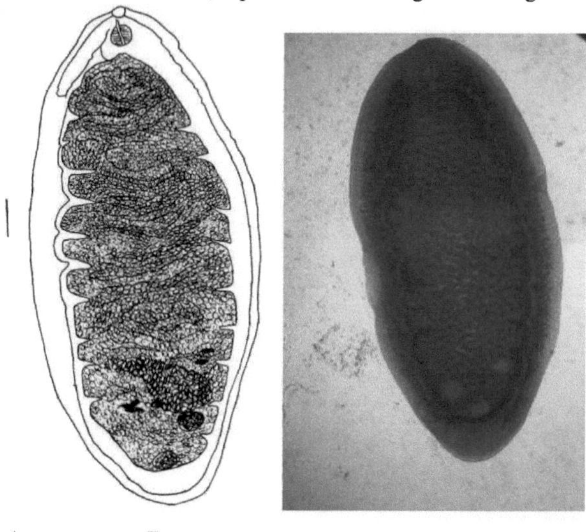

A B

Fig. (5): Desenho de Neohematotrephus brasilianum com Camera Lucida (A) verme adulto, barra de escala 1,5 mm, (B) adulto corado com alúmen carmim (4X).

4.4.2.3.Hypoderaeum conoideum
Localidades: Cidade de Basrah: Sul do Iraque
Prevalência: 0.66%
Intensidade da infeção:2
Local de infeção: intestino de pato.
Descrição e medidas: (com base em 2 exemplares)
Taxonomicamente:
Filo: Platyhelminthes
Classe: Trematoda
Subclasse: Digenea
Ordem: Plagiorchiida
Família: Echinostomatidae
Género: Hypoderaeum (Bloch, 1782)
Espécies: Hypoderaeum conoideum *
*Primeiro registo no Iraque como espécie e primeiro registo de hospedeiro
Descrição: O corpo é cilíndrico e mede 21,6 mm de comprimento e 5 mm de largura, a ventosa oral terminal mede 0,83 mm de diâmetro, a pré-faringe é curta, mas a faringe está presente e mede 0,83 mm. O esófago é pequeno e bifurca-se em dois cecos simples e largos, que terminam cegamente um pouco à frente da extremidade posterior. O acetábulo tem forma oval e está situado na base do terço anterior do corpo. Ovário com 1,6 mm, enquanto que os testículos são dois, longitudinais e de tamanho subigual, um em cada lado do corpo.

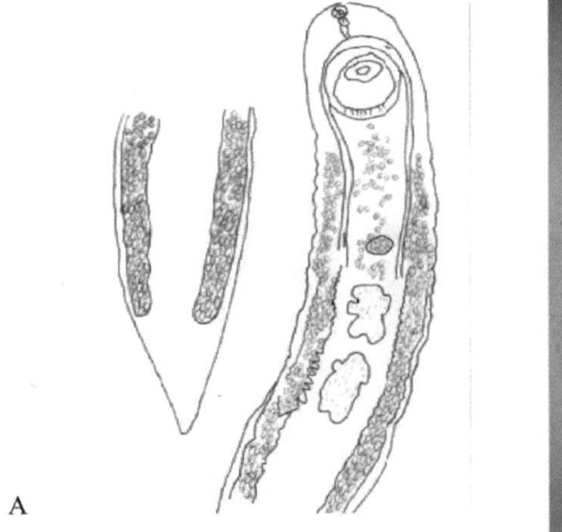

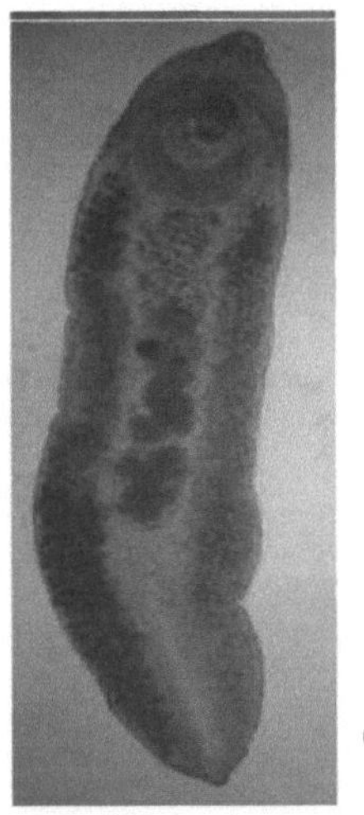

Fig. (6): Desenho de Hypoderaeum conoideum com Camera Lucida (A) extremidade posterior do verme, (B) extremidade anterior do verme barra de escala 0,8 mm., (B) corado com alúmen carmim (10X).

4.4.2.4.Psilocollaris sp.
Localidades: Cidade de Basrah: Sul do Iraque
Prevalência: 1.33%

Intensidade da infeção: 1
Local de infeção: intestino de pato.
Descrição e medidas: (com base em 2 exemplares)
Taxonomicamente:
Filo: Platyhelminthes
Classe: Trematoda
Subclasse: Digenea
Ordem: Psilostomtidea
Família: Psilostomtidae
Género: Psilocollaris (Singh,1954)
Espécies: Psilocollaris sp. *
*Primeiro registo no Iraque como género e primeiro registo de hospedeiro
Descrição: O corpo é cilíndrico e mede 28,3 mm de comprimento e 4,16 mm de largura, a ventosa oral mede 2,5 mm. A pré-faringe está ausente, enquanto a faringe está presente. O esófago é pequeno e bifurca-se em dois cecos simples e largos, que terminam cegamente um pouco à frente da extremidade posterior. O acetábulo tem forma oval e está situado na base do terço anterior do corpo, com uma glândula vitelina clara em ambos os lados do corpo.

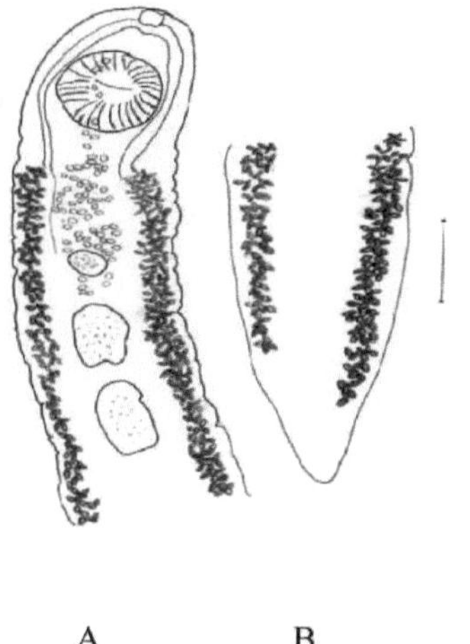

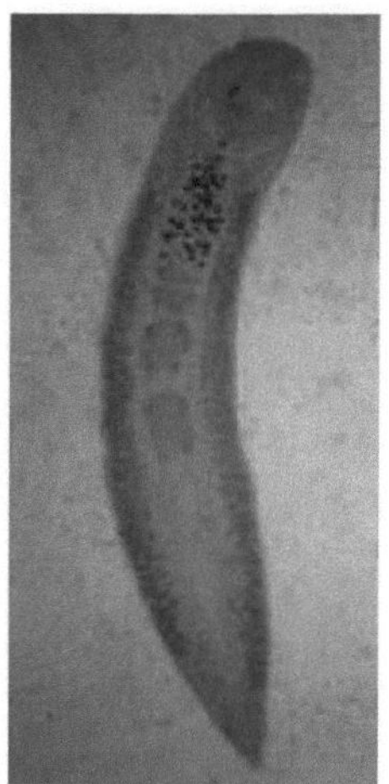

Fig. (7): Desenho de Psilocollaris sp. em câmara clara (A, B) duas partes do corpo com barra de escala de 1,5 mm. (C) verme com coloração de carmim de alúmen (10X).

4.4.2.5. Stromitrema sp.
Localidades: Cidade de Basrah: Sul do Iraque
Prevalência:1,33%
Intensidade da infeção:1
Local de infeção: intestino de gansos.
Descrição e medidas: (com base em 2 exemplares)
Taxonomicamente:
Filo: Platyhelminthes
Classe: Trematoda
Subclasse: Digenea

Ordem: Plagiorchiida
Família: Dicroocoeliidae
Género: Stromitrema
Espécies: Stromitrema sp. (SKrjabin 1944)*
*Primeiro registo no Iraque como género e primeiro registo de hospedeiro

Descrição: O corpo tem uma forma global a oval, mede 19,1 mm de comprimento e 8,6 mm de largura, a ventosa oral e a pré-faringe estão ausentes, mas a faringe está presente. O esófago é pequeno e bifurca-se em dois cecos simples. O acetábulo tem forma circular e está situado na base da parte anterior do corpo. Os ovários e testículos não são reconhecidos. Os vitelários são compostos por folículos pequenos e irregulares que se estendem ao longo dos cecos.

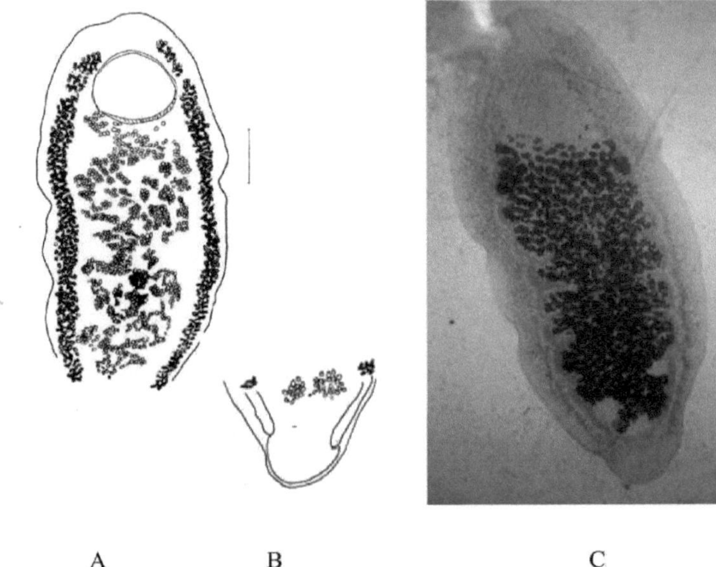

A B C

Fig. (8): Desenho de Stromitrema sp. com câmara clara (A, B) barra de escala 1mm. (C) corado com alúmen carmim (4X).

4.4.2.6. Michajlovia migrate
Localidades: Cidade de Basrah: Sul do Iraque
Prevalência: 0,66%
Intensidade da infeção:2
Local de infeção: intestino de gansos.
Descrição e medidas: (com base em 2 exemplares)
Taxonomicamente:
Filo: Platyhelminthes
Classe: Trematoda
Subclasse: Digenea (Carus, 1863)
Família: Brachylaimoidae (Joyeux e Foley, 1930)
Subfamília: Panopistinae
Género: Michajlovia (Pojmanska, 1973)

Espécies: Michajlovia migram *

*Primeiro registo no Iraque como género e primeiro registo de hospedeiro

Descrição: O corpo é cilíndrico fino medindo 18,3 mm. Comprimento e 3,3 mm de largura. Ventosa oral terminal com 2,5mm, a pré-faringe está ausente, mas não se reconhece uma faringe. O esófago é pequeno e bifurca-se em dois cecos simples e largos, que terminam cegamente um pouco à frente da extremidade posterior. O acetábulo é grande, de forma circular muscular e situa-se atrás da ventosa oral anterior. Ovário com 0,6 mm, enquanto que os testículos são dois longitudinais e subiguais em tamanho, um em cada lado do corpo.

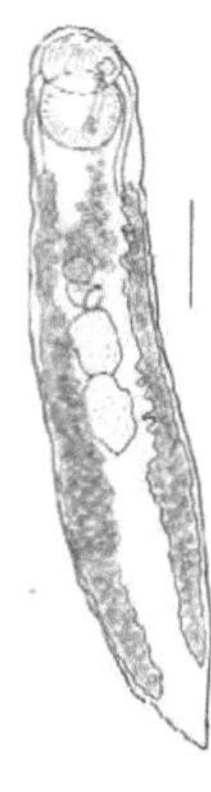

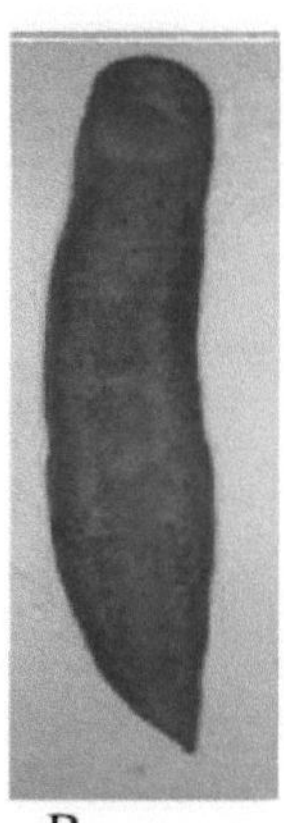

A B

Fig. (9): Michajlovia migrate (A) desenho com câmara clara com barra de escala de 1 mm. (B) corado com alúmen carmim (10X).

4.4.2.7. Ptychogonimus megastoma

Localidades: Cidade de Basrah: Sul do Iraque

Prevalência: 0.66%

Intensidade da infeção: 2

Local de infeção: intestino de pato.

Descrição e medidas: (com base em 2 exemplares)

Taxonomicamente:

Filo: Platyhelminthes

Classe: Trematoda

Subclasse: Digenea

Família: Ptychogonimdae (Dollfus, 1837)

Género: Ptychogonimus

Espécies: Ptychogonimus megastoma (Rudolphi, 1819) *

*Primeiro registo no Iraque como género e primeiro registo de hospedeiro

Descrição: O corpo é subcilíndrico medindo 30 mm de comprimento e 5 mm de largura, a ventosa oral é terminal medindo 0,83 mm, a pré-faringe é curta, a faringe é oral e mede 0,66 mm de diâmetro. O esófago é pequeno e bifurca-se em dois cecos simples e largos, que terminam cegamente um pouco à frente do posterior. O acetábulo é ovalado, musculado e maior que o bucal. Ovário com 0,9 mm, enquanto que os testículos são dois longitudinais e de tamanho subigual, um em cada lado do corpo.

O útero está cheio de óvulos.

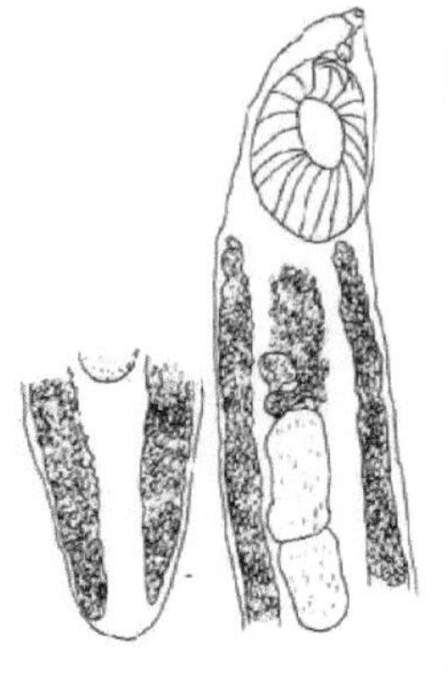

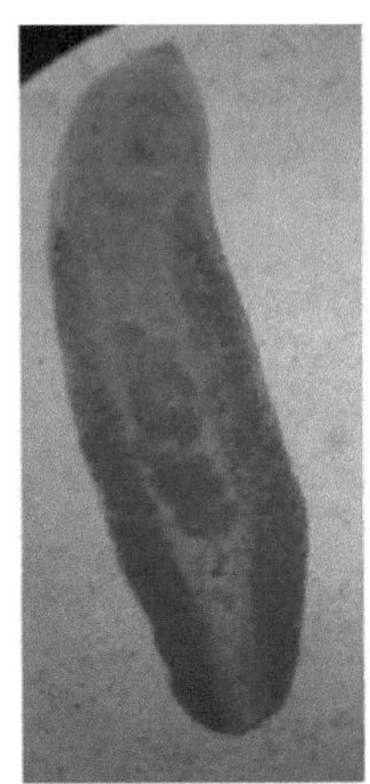

A B

Fig. (10): Ptychogonimus megastoma (A) desenho feito com câmara clara com barra de escala de 0,9 mm. (B) corado com carmim de alúmen (10X).

4. 4. 3. Cestodes Parasita

4. 4. 3.1. Fimbriaria fasciolaris (Pallas, 1781) Frölich, 1802

Localidades: Cidade de Basrah: Sul do Iraque

Prevalência: 14%

Intensidade da infeção: 2,19

Local de infeção: intestino de patos e gansos (machos e fêmeas).

Descrição e medidas: (com base em 10 exemplares) (Fig. 8)

Taxonomicamente:

Filo: Platyhelminthes

Classe: Cestoda

Ordem: Cyclophyllidea

Família: Hymenolepididae

Sub Família: Fimbriariinae (Wolffhugel, 1899)

Género: Fimbriaria (Frohlich, 1802)

Espécies: Fimbriaria fasciolaris, F.sp1, F.sp2, Fsp3

Este cestoide está relacionado com Hymenolepididae com caracteres: Pseudoscolex presente, escólex propriamente dito pequeno com 10 ganchos rostelares, testículos três ou mais em número.

O género está relacionado com os Fimbriariinae com caracteres: Cestódeo adulto medindo 25 a 28 mm. de comprimento e 2 - 3 mm. de largura máxima. escólex muito pequeno com rostelo armado, Pseudoscolex pouco desenvolvido e contendo primórdio genital, segmentação completa, proglótides mais largas que longas, com segmentos medindo 0,6 - 0,7 mm. de largura e 0,5 - 0,7 mm. de comprimento, a cabeça 2 - 3,3 de comprimento e 2,5 - 3,1 mm. de largura com nicho ausente. Testes ovóides, bolsa do cirro e vagina amontoadas.

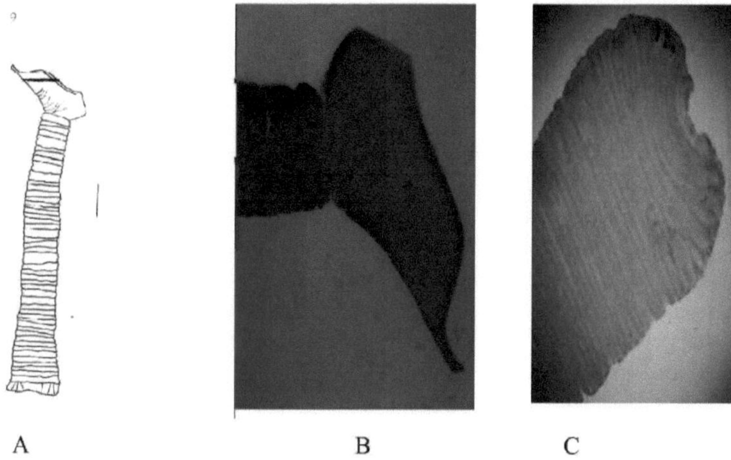

Fig. (11): Fimbriaria fasciolaris (A) desenho com câmara clara Barra de escala 1 mm. (B) escólex, (C) segmentos corados com carmim de alúmen (20 X).

4.4.3.2. Fimbriaria sp.2

Localidades: Cidade de Basrah: Sul do Iraque

Prevalência: 13.93%

Intensidade da infeção: 2,57

Local de infeção: intestino de patos e gansos (machos e fêmeas).

Descrição e medidas: (com base em 10 espécimes) (Fig. 9). Os cestódeos adultos mediam 26,6 - 40 mm de comprimento e 5 - 5,5 mm de largura. Pseudoscolex pouco desenvolvido, contendo primórdio genital. Segmentação completa e proglótides mais largas que longas, com segmentos medindo 11,66 - 12 mm. de largura e 0,83 - 0,1,3 mm. Comprimento, a cabeça com 2 - 3,3 mm. de comprimento e 2,5 - 3,1 mm. de largura, com fenda ausente e após a cabeça o segmento seguinte com 107 - 300 em número sem proglótides maduras.

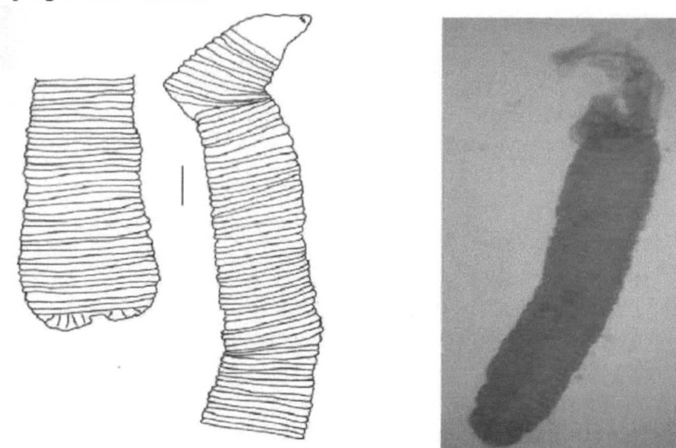

Fig. (12): Fimbriaria sp. 2 (A) desenho com câmara clara à escala de 0,2 mm. (b) corado com carmim de alúmen (40 X).

4.4.3.3. Fimbriaria sp3

Localidades: Cidade de Basrah: Sul do Iraque

Prevalência: 2,22%

Intensidade da infeção: 2,33

Local de infeção: intestino de gansos (fêmea).

Descrição e medidas: (com base em 5 exemplares)

Os cestódeos adultos medem 33,3 - 35 mm de comprimento e 2,5 mm de largura. Pseudoscolex pouco desenvolvido, contendo primórdios genitais, segmentação completa e proglótides mais largas que longas, os segmentos medindo 0,5 - o,8 mm. e largura 0,1 - 0,8 mm. A cabeça mede 4,1 - 5,5 mm de comprimento e 1,6 - 2,2 mm de largura. Um corte presente, após a cabeça, no segmento seguinte, em número de 500.

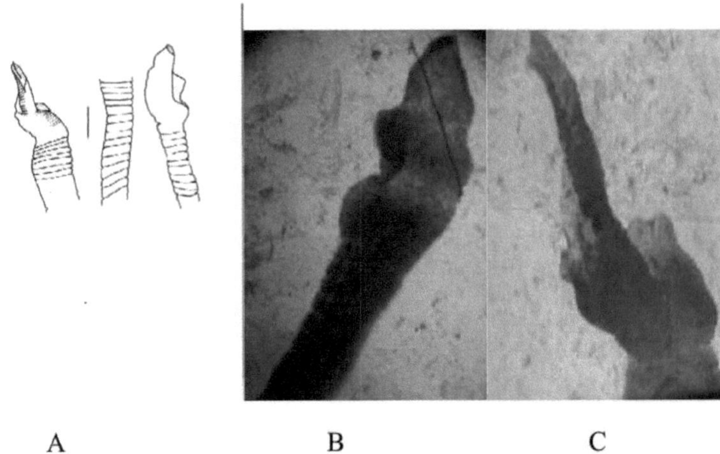

A B C

Fig. (13): Fimbriaria sp. 3 (A) desenho com Camera Lucida, barra de escala 0,2 mm., (B, C) cabeça e fenda com carmim de alúmen (4 X).

4.4.3.4. Fimbriaria sp4

Localidades: Cidade de Basrah: Sul do Iraque

Prevalência: 6%

Intensidade da infeção: 3.22

Local de infeção: intestino de gansos (fêmea).

Descrição e medidas: (com base em 10 exemplares).

Os cestódeos adultos mediam 25 - 26 mm de comprimento e 3,3 - 3,5 mm de largura. Pseudoscolex desenvolvido, contendo primórdios genitais e segmentação completa. As proglótides eram mais largas do que compridas, os segmentos com 11,6 - 12 mm. de largura e 0,83 - 1,3 mm. Comprimento e a cabeça com 9,1 - 10 mm. de comprimento e 3,8 - 4 mm. de largura, além disso, uma incisura ausente, após a cabeça o segmento seguinte com 300 - 400 em número.

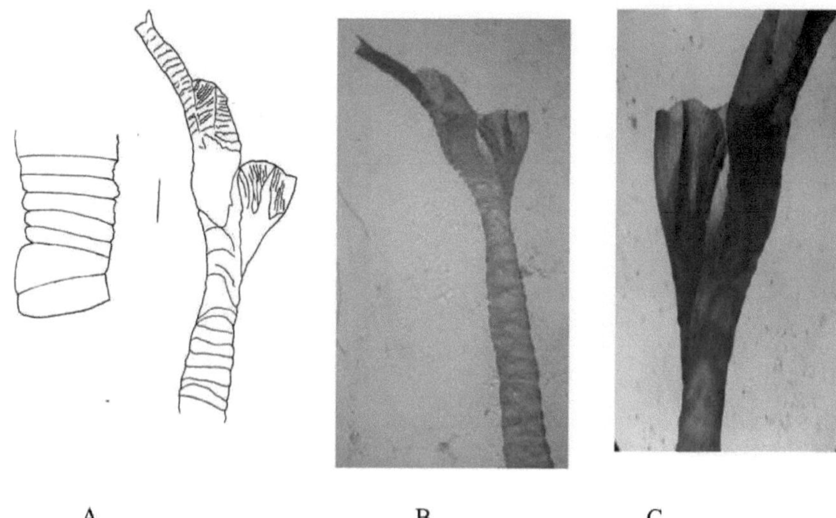

Fig. (14): Fimbriaria sp4 (A) desenho com Camera Lucida com barra de escala de 0,2 mm., (B, C) cabeça e fenda com alúmen carmim (4X).

4.4.3.5. Tetrabothrius sp.

Localidades: Cidade de Basrah: Sul do Iraque

Prevalência: 10%

Intensidade da infeção: 2,13

Local de infeção: intestino de patos (machos e fêmeas) e gansos (machos).

Descrição e medidas: (com base em 10 exemplares)

Taxonomicamente:

Filo: Platyhelminthes

Classe: Cestoda

Ordem: Cyclophyllidea

Família: Tetrabothriidea (Linton, 1891)

Sub Família: Tetrabotriidea

Género: Tetrabothrius (Rudolph, 1819)

Espécies: Tetrabothrius sp.*

*Primeiro registo no Iraque como género e primeiro registo de hospedeiro

Os cestodes adultos relacionados com Tetrabothriidae mediram 33,3mm. Comprimento e 4,16 mm.

Largura com caracteres: o escólex é pequeno e retangular medindo 5 mm. Com quatro grandes ventosas ovais, sem rostelo e pescoço não segmentado. As proglótides são constituídas por muitas proglótides mais largas do que compridas, mesmo nas grávidas. As proglótides maduras medem 52,5 mm. Largura e 0,33mm. Comprimento, com rostelo avertido com 0,83 mm. de diâmetro e composto por quatro ventosas.

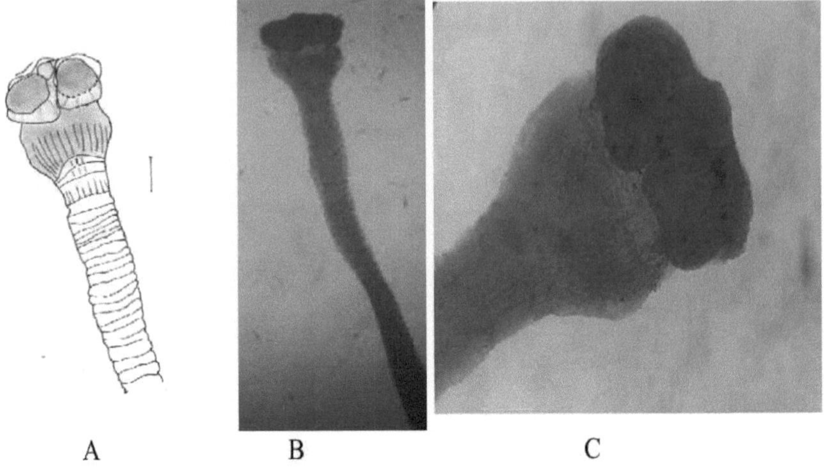

Fig. (15): Tetrabothrius sp.(A): desenho com Camera Lucida, barra de escala 0,2 mm. (B, C) escólex com pescoço corado com carmim de alúmen (4, 10X).

4.4.3.6. Diorchis bulbodes

Localidades: Cidade de Basrah: Sul do Iraque

Prevalência: 14.66%

Intensidade da infeção: 3.09

Local de infeção: intestino de patos e gansos (machos e fêmeas).

Descrição e medidas: (com base em 10 espécimes).

Taxonomicamente:

Filo: Platyhelminthes

Classe: Cestoda

Ordem: Cyclophyllidea

Família: Hymenolepididae

Género: Diorchis (Clerc, 1903)

Espécies: Diorchis bulbodes (Mayhew, 1929)*

*Primeiro registo no Iraque como género e espécie e primeiro registo de hospedeiro

Este cestode relacionado com Hymenolepidinae, mede 20- 44mm. Comprimento e 6,6 - 7,5 mm. de largura máxima. O escólex é pequeno e sub globular, medindo 10,83- 10,86 mm. com rostelo avertido até a base das ventosas, com rostelo, e mede 2,5 - 2,7mm.

Ventosas transversais com 10 ganchos rostelares que medem 2,5 - 2,7 mm. de comprimento, ventosas desarmadas. Os estróbilos consistem em muitos proglótideos que são mais largos do que longos, os maduros medem 1,1 - 1,5 mm.

Comprimento e 0,16 - 0,25 mm. de largura, enquanto que as proglótides grávidas têm 1,4 - 1,8 mm. de comprimento e 0,16 - 0,25 mm. de largura. Têm dois testículos dorsais ao ovário (algumas espécies separam um do outro pelo ovário). Possuem uma bolsa de mascaras (longa ou curta), ovário em forma de bico e vagina posterior ou ventral à bolsa de cirros.

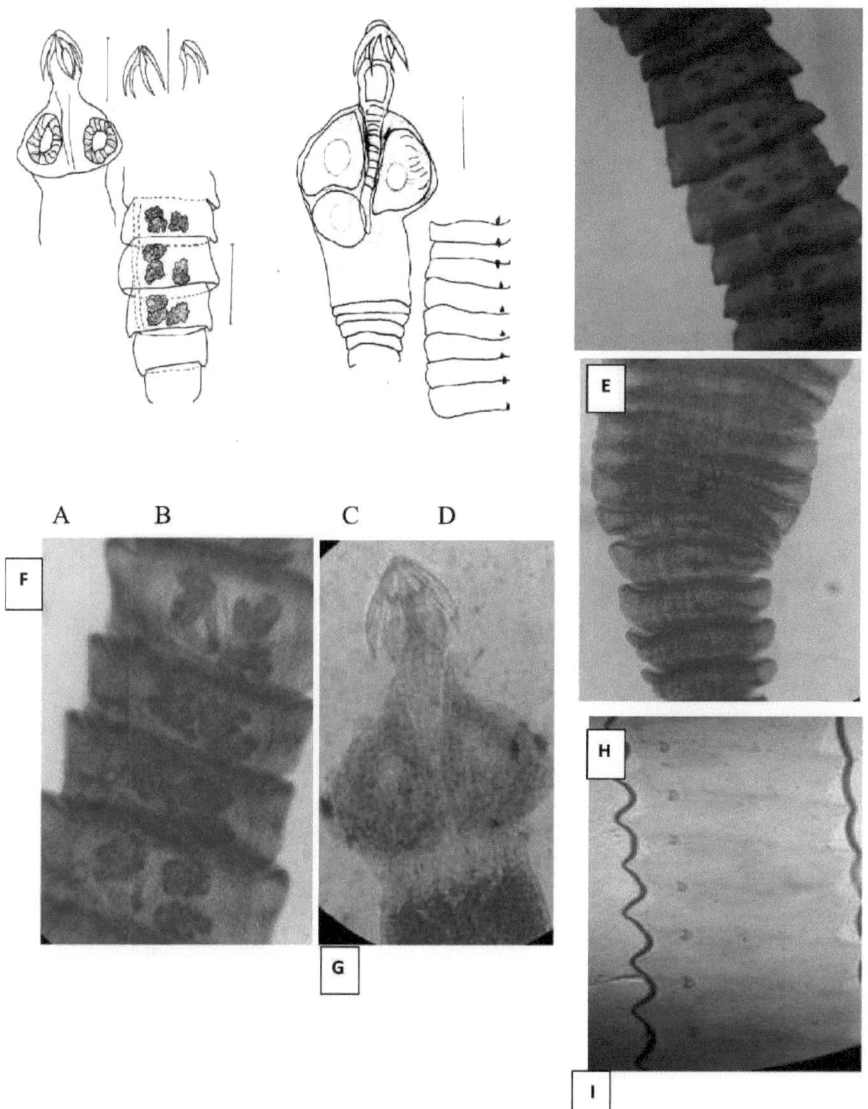

Fig. (16): Desenho de Diorchis bulbodes em câmara clara com (A) escólex com ganchos e rostelo, barra de escala 0,2 mm. (B) segmentos maduros, barra de escala 0,2 mm. (C) com ganchos e rostelo barra de escala 0,7 mm. (escólex e proglótides). (D) estróbilo barra de escala 0,7 mm. (E, F) segmentos maduros (10X), (H) imaturos (10 X), (G) escólex (40 X), (I) estróbilo (10 X). (E, F, G e H) corados com hematoxilina, (I) não corados.

4. 4. 3. 7. Microsomacanthus sp.
Localização: Cidade de Basra: Sul do Iraque
Local de infeção: intestino de patos e gansos (machos e fêmeas).

Prevalência: 14%
Intensidade da infeção: 3.23
Filo: Platyhelminthes
Classe: Cestoda
Ordem: Cyclophyllidea
Família: Hymenolepididae
Género: Microsoma
Espécies: Microsomacanthus sp.*
*Primeiro registo no Iraque como género e primeiro registo de hospedeiro
Este cestode relacionado com Hymenolepidinae mede 16 - 16.6mm. de comprimento e 0.5 - 0.8 mm. de largura com caracteres: rostelo delgado com uma coroa de 5-10 ganchos que medem 4.1- 5.8 mm. de comprimento (cabo do gancho longo). O estróbilo é constituído por proglótides mais largas do que compridas, as maduras medem 12,5 mm de largura e 0,5 mm de comprimento, enquanto as proglótides grávidas medem 5,8 mm de comprimento e 1,3 mm de largura, com três testículos; um mediano e posterior e os outros dois simétricos e anteriores. Bolsa do cirro fortemente musculada atingindo a linha mediana, ovário com dois ou três lóbulos.

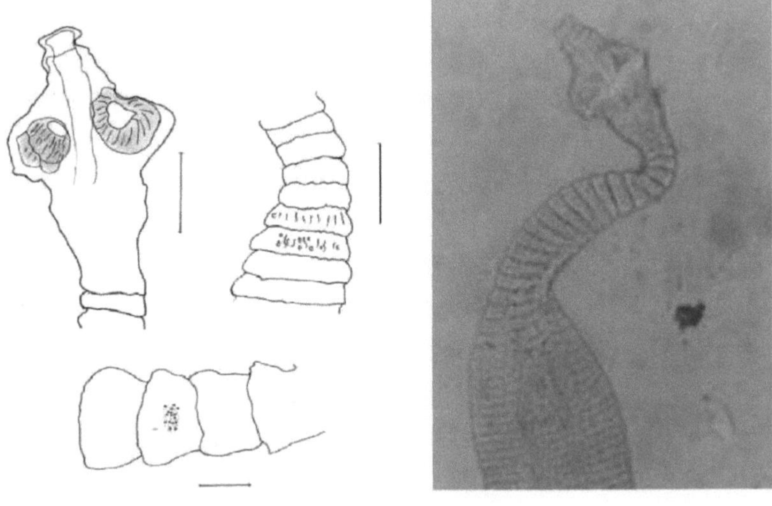

Fig. (17): Desenho de Microsomacanthus sp. com câmara clara Barra de escala 0,2 mm. (B) não corado com glicerina (10 X).

4. 4. 3. 8. Raillietina sp.

Localização: Cidade de Basra: Sul do Iraque
Local de infeção: intestino de patos e gansos (machos e fêmeas).
Prevalência: 30%
Intensidade da infeção: 1.84
Taxonomicamente:
Filo: Platyhelminthes

Classe: Cestoda
Ordem: Cyclophyllidea
Família: Davaineidae
Género: Raillietina (Fuhrman, 1920)
Espécies: Raillietina sp.*
*Primeiro registo no Iraque como género e primeiro registo de hospedeiro

Este cestode relacionado com a família davaineidae, que era rostelo com duas ou três filas de ganchos, gira nas margens das ventosas dispostas em vários círculos, mas pode estar ausente ocasionalmente, útero gravídico substituído por cápsulas de ovos que contêm um ou mais ovos.

Diagnóstico genérico: Adulto com numerosas proglótides medindo 15 - 20mm de comprimento e 1,66 - 2,5mm de largura, rostelo com ganchos em forma de martelo de círculo duplo, margens da ventosa com vários círculos de ganchos minúsculos. As proglótides maduras medem 5,8 - 6,5 mm de largura e 1,66 - 2,5 mm de comprimento. As proglótides grávidas têm 5 - 7,5 mm de largura e 2,5 - 3,3 mm de comprimento, enquanto os testículos são numerosos e a bolsa do cirro é pequena. Poros genitais unilaterais e irregulares alternados, cápsula de ovo contendo um ou vários ovos e a cápsula frequentemente agrupada ou rodeada por paranquima modificado.

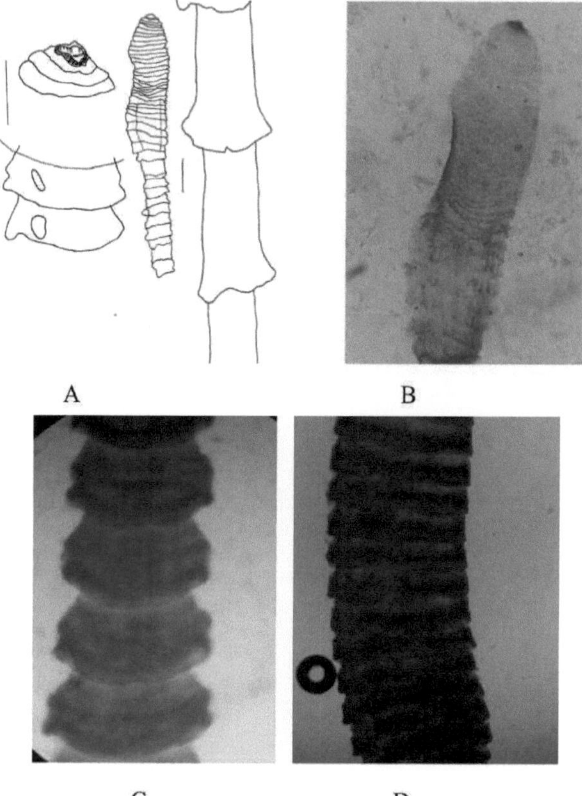

Fig. (18): Raillietina sp. (A) escólex e estróbilo desenhados em Camera Lucida Barra de escala

0,2 mm. (B) escólex (4X), (C) estróbilo (10 X), (D) grávidas (40 X) com carmim de alúmen.

4. 4. 3. 9. Sobolevicanthus gracilis

Localização: Cidade de Basra: Sul do Iraque

Local de infeção: intestino de patos e gansos (machos e fêmeas).

Prevalência: 19.33%

Intensidade da infeção: 2,24

A descrição e a medição com base em sp

Taxonomicamente:

Filo: Platyhelminthes

Classe: Cestoda

Ordem: Cyclophyllidea

Família: Hymenolepididae

Género: Sobolevicanthus

Espécies: Sobolevicanthus gracilis *

*Primeiro registo de hospedeiro no Iraque como género e espécie.

Estes cestodes relacionados com Hymenolepidinae medem 16,6mm. Comprimento e 0,5 - 20,6mm. Sua largura máxima. Com caracteres: O escólex é pequeno e globular, medindo 3,3-5 mm. Com rostelo evertido até a base das ventosas, e 0,8 - 1,6mm. De diâmetro e o escólex é constituído por quatro ventosas. Ventosa desarmada, rostelo com 8 ganchos longos, simples e espiniformes, o cabo do gancho geralmente mais curto do que a lâmina que mede 1,6 - 2,5 mm de comprimento, o escólex seguido por um pescoço curto que mede 5,8 - 5,13 mm. Comprimento e 10 - 15 mm. de largura.

O estróbilo consiste em muitas proglótides, as maduras medem 5 - 8,3mm. De largura e 2.5 - 3.3mm. de comprimento, enquanto que as grávidas medem 5 - 7.5mm. Largura e 2,5 - 3,3 mm. de comprimento. Testes três formando um triângulo ou dispostos em fileira transversal medindo 0,8 - 1 mm. de diâmetro. Bolsa do cirro longa, ovário lobado e ventralmente aos testículos, útero sacular. Os poros genitais são unilaterais, abrindo-se no terço anterior da margem lateral da proglótida.

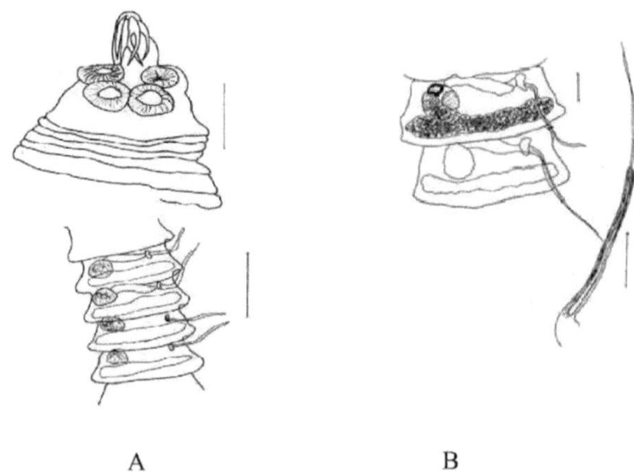

A B

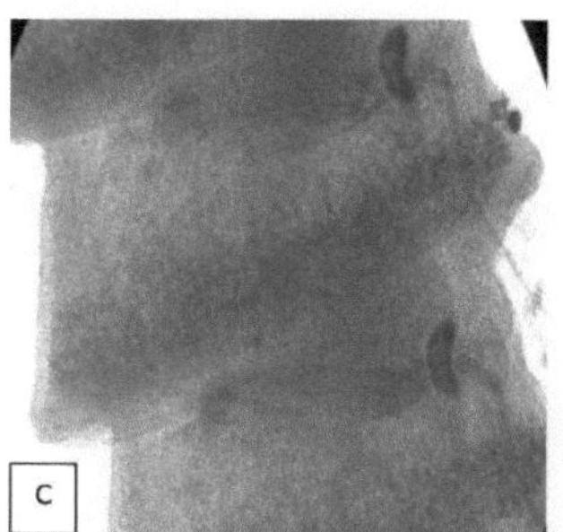

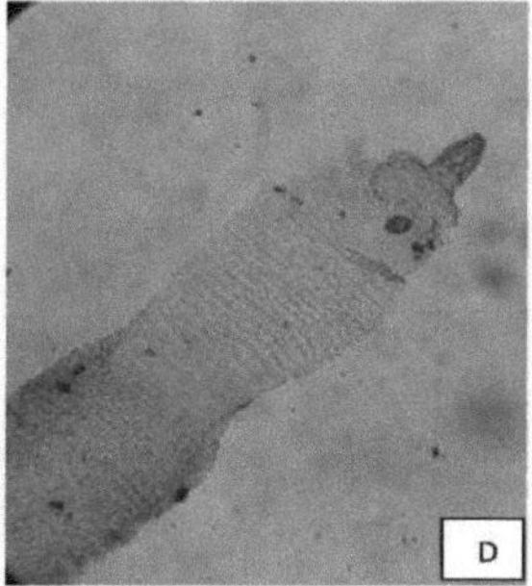

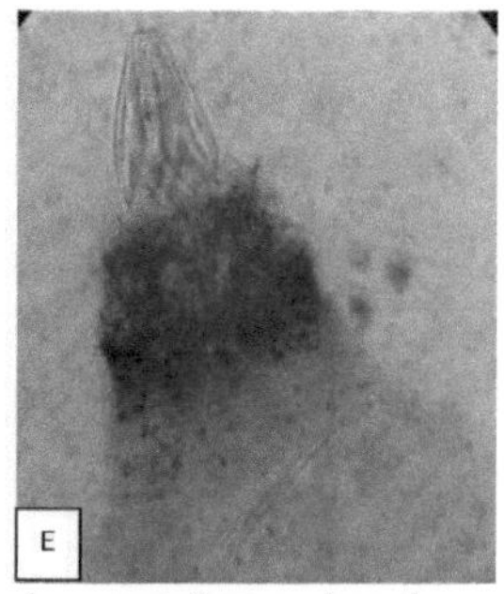

Fig. (19): Sobolevicanthus gracilis (A, B) escólex e estróbilo desenhados com câmara clara, barra de escala 0,2 mm, (C) maduro (20 X), (D) escólex não corado com rostelo e estróbilo (10X), (E) escólex corado com hematoxilina (20 X).

4.4. 4. Nemátodos Parasitas

4. 4. 4. 1. Heterakis gallinarum

Prevalência: 0.66%

Intensidade da infeção: 2

Taxonomicamente:

Filo: Nematohelminthes

Ordem: Ascaridídeos

Família: Ascarididae

Género: Heterakis

Espécies: Heterakis gallinarum (Schrank, 1788)*

*Primeiro registo no Iraque como género e espécie e primeiro registo de hospedeiro

Este nemátodo está relacionado com a família Hetrakidae com caracteres especiais; a cauda do macho é afunilada e a ventosa perianal não está muito próxima do ânus. Enquanto que o género Heterakis tem asas caudais bem desenvolvidas e suportadas por papilas pedunculadas, mas o gubernáculo está ausente.

O macho tem 3-6 mm de comprimento e 2,5 mm de largura, enquanto a fêmea tem 10 mm de comprimento e 3 mm de largura. A parte anterior com três lábios e asas cervicais claras tanto para o macho como para a fêmea com bolbo posterior claro, o macho com papilas cervicais de 10-12 pares e as espículas desiguais. Na fêmea a vulva abre-se diretamente atrás do meio do corpo.

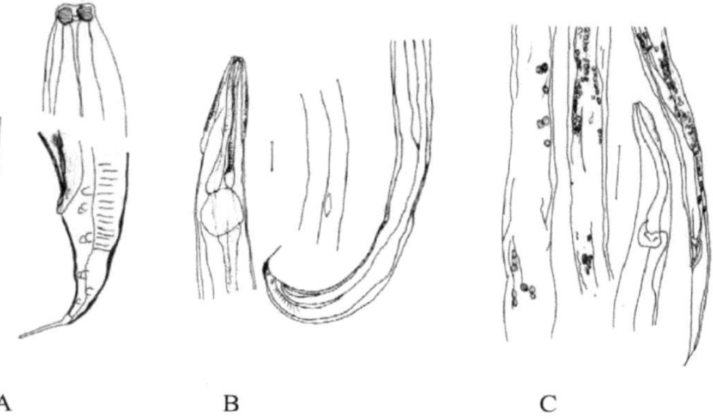

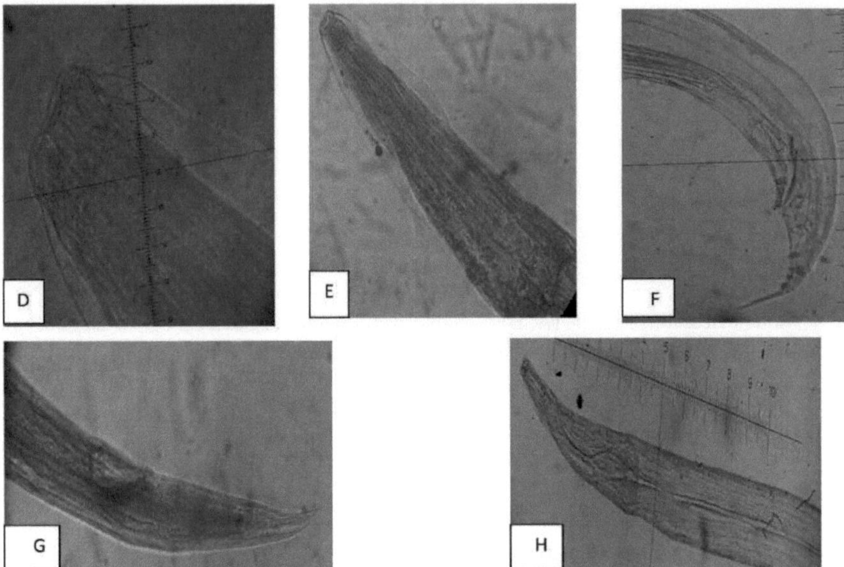

Fig. (20): Desenho de Heterakis gallinarum com câmara clara. Barra de escala 0,2 mm. (A, B) anterior e posterior do macho, (C) anterior e posterior da fêmea, (D, E) anterior com lábios e asas cervicais, (F) posterior do macho com papilas, (G) posterior da fêmea, (H) anterior com bolbo posterior do esófago. Todos montados com lactofenol.

4.4. 5. Larvas de insectos

Prevalência: 0.66%

Intensidade da infeção: 38

Larva cilíndrica de inseto sem perna verdadeira. O corpo é longitudinal e tem uma parte bucal não desenvolvida.

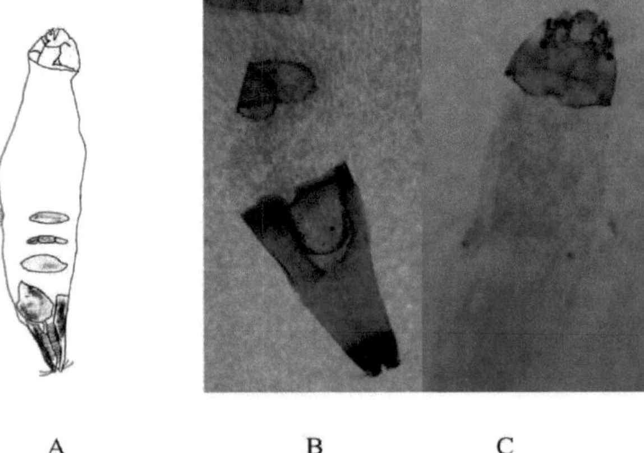

A B C

Fig. (21): Larva de inseto (A) desenhada com Camera Lucida com uma barra de escala de 0,2 mm. (B, C) com coloração de carmim de alúmen (10X).

CAPÍTULO 5

DISCUSSÃO:

5. 1 Variação mensal

O resultado do presente estudo mostrou que não há diferenças significativas entre os tipos de aves e a infeção durante os meses de estudo, o que se deve ao facto de estes tipos de aves se distribuírem por todas as regiões da província, uma vez que as pessoas precisavam destas aves como fonte de ovos e carnes e se encontravam em casas rurais e urbanas. Mas pode ser que a forma de alimentar estas aves faça com que uma ou mais se infecte do que a outra.

O número mais elevado de parasitas foi encontrado durante os meses de verão em comparação com os outros, especialmente em maio. Isto pode dever-se à distribuição destas aves no ambiente, em comparação com os meses frios, e ao contacto com o hospedeiro contaminado ou intermediário, mais do que nos outros meses.

Este resultado está de acordo com Abdulla, (1988) que verificou que há um ciclo sazonal na infeção de aves com trematódes, que começa a ser mais elevado em março, abril, maio, junho e diminui no outono e nos meses frios. Enquanto Kennedy, (1975); McKindsey e Mclaughlim et al., (1995) referiram que a taxa de incidência durante os meses do ano pode ser atribuída à mudança de temperatura das estações, já que a mudança de temperatura afecta a taxa e a prevalência da infeção através da sua influência nos hospedeiros intermediários e a presença de hospedeiros intermediários durante o verão são a principal razão da maior intensidade e prevalência de infectados. Buscher (1965) refere que a taxa mais baixa de intensidade e prevalência da infeção parasitária nas aves durante o outono se deve à tendência para a falta de alimentos ou ao impacto de um dos factores no hospedeiro, como a imunidade ou a curta duração de vida do parasita.

Além disso, o resultado mostrou uma variação na prevalência de infectados entre machos e fêmeas de ambas as espécies, a relação entre o hospedeiro e a incidência de sexo do presente estudo referiu-se à diferença entre machos e fêmeas no verme intestinal, o que é consistente com o facto de os machos estarem mais dispostos do que as fêmeas, pois consomem maiores quantidades de alimentos e afastam-se do ninho e voam ou caminham por longas distâncias, enquanto as fêmeas permanecem perto do ninho, perto dos seus ovos ou fazem um ninho.

Mustafa (1984) referiu que a incidência de infeção parasitária nos machos de aves domésticas é maior do que nas fêmeas, porque as fêmeas concentram o alimento no material calcário que necessitam na construção das cascas dos ovos o que reduz o manuseamento do alimento. Além disso, o resultado atual está de acordo com Shuber, (2006) que verificou que existem diferenças entre machos e fêmeas, que registaram a maior incidência de infectados nos machos. Fedynich et al., (2005) assinalaram uma maior prevalência de infeção parasitária geral nos machos do que nas fêmeas de gansos-de-faces-brancas A. albifrons e apresentaram várias explicações, tais como o facto de os machos utilizarem habitats diferentes e padrões de alimentação diferentes entre indivíduos nidificantes, não nidificantes e em muda. Por outro lado, Mustafa (1984) observou que as fêmeas eram mais susceptíveis à infeção do que os machos e explicou que as fêmeas utilizam diferentes condições de ião e incubação dos ovos e cuidam das crias, dependendo assim de fontes alimentares limitadas. Alguns investigadores observaram que os machos eram mais susceptíveis à infeção, por exemplo, as garças-boieiras, e atribuíram a causa ao facto de os machos consumirem mais alimentos do que as fêmeas, pois afastavam-se dos ninhos e voavam longas distâncias, enquanto as fêmeas permaneciam perto do ninho (Rajvanshi e Gupta, 1983).

Assim como o presente estudo demonstrou que existem alterações à prevalência e intensidade das radiações para todos os tipos de parasitas diagnosticados nas fêmeas de gansos, onde se verificaram diferenças significativas nos valores de prevalência e taxa de intensidade da infeção com os parasitas acima referidos.

Os resultados mostram que os patos estão infectados com três tipos diferentes de vermes intestinais com diferentes rações e taxas de gravidade da infeção por vermes intestinais, tendo sido observada uma maior incidência de ténia, digenesia e nemátodo.

Este resultado está de acordo com Shah et al., (1999) sobre a infeção parasitária em galinhas domésticas em Faisalabad no Paquistão e Magwish et al., (2002); Muhairwa et al., (2007) em patos domésticos na Tanzânia e em galinhas.

No entanto, este resultado discorda de Suhordono e Gatos (2002) que referem que os infetados com digenea são mais do que os Tapeworm.

Há uma variação nos infectados com infeção simples, dupla e múltipla, sendo que os infectados simples e duplos eram comuns nos vermes intestinais, nos machos e nas fêmeas de pato e gansos, o que pode dever-se ao facto de os parasitas terem uma compactação e o número e o local de infeção constituírem uma boa zona para este resultado. Mahmoud (2001) sublinhou que os vermes intestinais de infeção dupla eram comuns em patos infectados em Bagdade e Al-Kut, enquanto Mohamoud (1996) referiu que a propagação da infeção nas aves domésticas se deve ao facto de estas se alimentarem de uma vasta gama de nutrientes diferentes com parasitas em fase larvar.

Adejinmi e Oke, (2011) registaram uma percentagem elevada de infeção simples (42,9%) e uma percentagem menor de infeção mista, incluindo o tipo duplo e triplo (21,7 e 30,8%, respetivamente). Observações semelhantes foram feitas por Puttalakshmamma et al., (2008) que encontraram (81,69%) de infeção única e (18,3%) de infeção mista por nemátodos e céstodos em aves desi na Índia. Por outro lado, Dalimi e Mobedi, (1998) observaram que a prevalência de infeção mista era a mais elevada no Irão. Mahmoud, (2001) verificou que a infeção mista com vermes parasitas (39,67%) em Anas platyrhynchos em Bagdade e Kut era mais elevada do que a infeção simples (21,45%), Shubber, (2006) também verificou que a infeção dupla registou a percentagem mais elevada no estudo em Netta rufina

(62,96%) e Anas crecca (69,23%) em Al-Diwaniya, enquanto Al-Labban (2012) descobriu que a infeção parasitária única era de 30%, enquanto a infeção dupla era de (12,5%) e a infeção parasitária terciária (5%) em patos locais na província de Al-Diwaniya.

A causa desta variação entre estes resultados pode dever-se a diferenças nas condições de saúde e imunitárias do hospedeiro, bem como à disponibilidade de fases infecciosas dos parasitas no ambiente circundante do hospedeiro.

5.2 Taxonomia

A identificação das espécies de parasitas está relacionada com muitas caraterísticas morfológicas e medidas morfométricas dos espécimes com as mesmas caraterísticas de espécies previamente registadas.

5. 2. 1. Protozoários Parasitas

Os coccídios, juntamente com os gregarídeos, compõem a classe Conoidasida Levine, 1988, caracterizada pela presença de um cone completo, oco e truncado. Enquanto as gregarinas parasitam invertebrados com gamontes maduros extracelulares, os coccídios infectam principalmente vertebrados e têm gamontes intracelulares. Os coccídios são separados em quatro ordens, cada uma distinguida pela presença ou ausência de vários estágios assexuados e sexuais. A maior ordem, Eucoccidiorida Lèger & Duboscq, 1910, contém espécies que passam por merogonia (assexual), gamogonia (sexual) e esporogénese (formação de esporos) durante o seu ciclo de vida. Os membros da família Eimeriidae Minchin, 1903 são todos homogéneos (ciclo de vida direto), com merogonia, gamogonia e formação de oocistos a ocorrerem no mesmo hospedeiro. Os oocistos deixam então o hospedeiro através das fezes e não são povoados (não desenvolvidos, não infecciosos). O desenvolvimento de um número geneticamente determinado de esporocistos e esporozoítos dentro de cada oocisto ocorre geralmente fora do hospedeiro se/quando as condições ambientais (oxigénio, humidade, temperatura) forem adequadas (Mwale e Masika, 2011).

O género Eimeria Schneider, 1875, com mais de 1300 espécies descritas até à data, é o maior género de apicomplexos e pode ser o género mais especioso de todos os géneros animais. Os oocistos especulados de Eimeria contêm quatro esporocistos, cada um com dois esporozoítos.

Nation e Wobeser, (1977) registaram coccídios renais em patos do Canadá com diferentes percentagens de infeção (24,5, 4,5) no outono e na primavera, respetivamente, Adejinmi e Oke, (2011) encontraram protozoários intestinais Eimeria sp. (34,3%) em patos domésticos A. platyrhynchos na Nigéria.

Fabiyi, (1984) relatou a infeção de (30%) das aves de capoeira na Nigéria com Eimeria sp. Muazu et al., (2008) também registaram a prevalência de infeção coccidial em aves de capoeira na Nigéria, que foi de (36,7%) em aves adultas e entre as aves mais jovens foi de (52,9%).

Al-Labban (2012) examinou órgãos internos e amostras fecais de (80) patos locais na província de Al-Diwaniya e revelou a infeção por protozoários com duas espécies Eimeria sp. (11,25%) e Wenyonella philiplevinei (3,75%).

5. 2. 2. Trematoda

No presente estudo, cinco géneros e espécies diferentes de trematódeos digenéticos parasitas de origem bilateral registam a espécie Guia para a moderação do hospedeiro e todos eles são registados pela primeira vez nestes hospedeiros. Mas, de um modo geral, todos os trematódes apresentam uma baixa prevalência e intensidade de infeção.

Al-labban (2012) encontrou em patos locais dissecados na província de Al-Diwaniya apenas um trematódeo registado Tracheophilus cymbium com prevalência (7,5%).

5. 2. 2. 1. Dietziella egregia

O género Dietziella Skrjabin e Bashkirova, (1956) foi criado para acomodar três espécies de equinóstomos aviários que incluíam o género Echinostomum, como: E. deparcum, E. egregium (Dietz, 1909) mais tarde o nome específico passou a ser egregia, e E. volvulus (Odhner, 1911). Tanto E. deparcum como E. egregium tinham sido anteriormente considerados como espécies inquirendae por (Dietz, 1909; 1910). Entretanto, Yamaguti (1971) registou que Dietziella se caracterizava por uma fila única e ininterrupta de espinhos cefálicos, um esófago bastante longo, ventosas ventrais acentuadamente maiores do que as ventosas orais, posicionadas um pouco mais perto do meio do corpo do que da extremidade anterior e bolsa de cirros e vitelária fracamente desenvolvidas e útero curto, com um número reduzido de ovos grandes. Mais tarde, Yamaguti (1971) reconheceu Dietziella como um género válido e concordou com a atribuição ao género das espécies acima mencionadas, a validade de Dietziella é aqui aceite como Yamaguti (1971) o fez. No entanto, o nome específico Echinostoma egregium foi mantido nalgumas publicações posteriores (Thatcher 1993). Depois, Huffman e Fried (1990) continuam a confundir a definição do género Echinostoma, mas há um consenso geral de que os membros deste género têm, entre outras caraterísticas generalizadas, o tamanho do corpo, ventosas no terço anterior do corpo, um esófago curto e um elevado número (podem ser milhares) de ovos no útero (Huffman e Fried 1990). Por último, o digeneano objeto deste estudo parece ser D. egregia em comparação com o investigador descritivo original e esta investigação constitui um novo registo deste digeneano tanto no hospedeiro pato Piken como na região. A descrição de trematódeos digenéticos neste estudo está de acordo com (Digiani, 2000) que encontrou o mesmo trematódeo em íbis de cara branca Plegadis chihi (Vieillot) da província de Buenos Aires, Argentina.

5. 2. 2. 2 Neohematotrephus brasilianum

Este trematódeo foi encontrado com prevalência e intensidade de infeção de 0,66%, 1 respetivamente. Todos os caracteres focados no espécime em estudo são basicamente as espirais uterinas que atingem a margem lateral do corpo e este género parasita principalmente o saco aéreo e a cavidade corporal de diferentes aves. Este género está relacionado com a família Cyclocoelidae, no Iraque todos os géneros isolados desta família são apenas do tipo Cyclocoelum sp. (Alkenanny, 2013; Al-Tameemi, 2013; Swadi, 2013) de diferentes géneros de aves aquáticas, todos os investigadores acima referidos descrevem este trematode com caraterísticas morfológicas diferentes das deste trematode no âmbito deste trabalho.

5. 2. 2. 3. Hypoderaeum conoideum

Hypoderaeum conoideum (Bloch, 1782) (Trematoda: Echinostomatidae) é a espécie tipo do género Hypoderaeum Dietz, 1909. Trata-se de um parasita comum e generalizado, citado em muitos estudos helmintológicos, que parasita galinhas domésticas e selvagens e, também, mamíferos, incluindo o homem (Yokogawa, 1965). É um parasita generalizado de galinhas e mamíferos, incluindo o homem. As espécies de Lymnaeidae (Gastropoda) foram registadas como primeiros hospedeiros intermediários, com caracóis e girinos a servirem como segundos hospedeiros intermediários.

Em Espanha, Lymnaea peregra (Müller, 1774) foi referida como primeiro hospedeiro intermediário natural (Toledo et al., 1998). O ciclo de vida foi descrito pela primeira vez por Mathias (1925), embora não estejam disponíveis informações pormenorizadas sobre as caraterísticas biológicas de cada fase. Alguns estudos revelaram um padrão interessante no comportamento das cercárias de H. conoideum (Haas, et al., 1995). Neste sentido, seria interessante determinar como este comportamento pode influenciar o estabelecimento metacercário no segundo hospedeiro intermediário.

De acordo com o exposto, a chaetotaxia cercariana dos representantes do género Hypoderaeum parece ser muito homogénea, particularmente no que diz respeito aos grupos chaetotáxicos considerados por Toledo, et al. (1998) como caraterísticos deste género. No entanto, podem ser detectadas pequenas diferenças em H. conoideum consoante a origem geográfica. No entanto, devem ser efectuados mais estudos, uma vez que a chaetotaxia cercariana de Hypoderaeum só está representada por duas espécies. Estes estudos poderiam contribuir para a especificação definitiva das espécies do género Hypoderaeum. No trato intestinal das aves domésticas, o género H. conoideum foi registado pela primeira vez no Iraque por Al-Hadithi e Mustafa (1991) em gansos, depois Mahmoud (2001) encontrou-o em gansos na cidade de Kut Anh et al. (2001) registaram-no no pato e na galinha no Vietname, e a espécie foi registada em aves na província de Basrah por (Al-Ghanammi, 2013).

5. 2.2.4.Psilocollaris sp.

De acordo com o Índice de Nomes Científicos, são registadas oito especiarias (http://gni.globalnames. org/name_ strings?search_term=Psilocollaris&commit=Sear ch) Psilocollaris brevis Boero, (Led & Brandetti 1972); Psilocollaris dissurus indicus (Singh 1954); Psilocollaris guptai (Gupta e Chaudhary, 1986). Este trematódeo encontrado neste estudo com prevalência e intensidade de infeção de 0,66%, 2 respetivamente, está relacionado com a família Echinostomatidae. Em todo o mundo, foram encontrados diferentes géneros desta família em aves migratórias e aquáticas, mas raramente este género foi registado e, no Iraque, este é o primeiro registo em patos.

5. 2.2.5. Stromitrema sp.

O género Stromitrema foi descrito por (Skrjabin 1944) (http://www.gbif.org/species/103287245) e existem duas espécies, Stromitrema spasskii e Stromitrema koshewnikowi (Schumilo, 1965).

5. 2. 2. 6. migração de Michajlovia

Este género e espécie corresponde morfologicamente do adulto com o dos Brachylaimoidae, mas a combinação de caraterísticas destes géneros particulares não permite a sua atribuição a qualquer família em particular (Gibson et al., 2000). Existem várias espécies na literatura que apresentam as mesmas caraterísticas que a espécie tipo, mas nada se sabe sobre os seus ciclos de vida, o que torna impossível estabelecer a posição sistemática do género e é provável que este seja terrestre, uma vez que os hospedeiros definitivos são principalmente aves passeriformes (Pojmanska, 1973; Gibson et al., 2000).

5. 2. 2. 7. Ptychogonimus megastoma

Não há informação clara sobre estes parasitas, mas o ciclo de vida necessita primeiro de moluscos escafópodes hospedeiros intermediários e parasita no estômago dos elasmobrânquios (Gibson et al., 2000), como é que estes parasitas podem ser encontrados no pato, isto pode ser porque estas aves comem elasmobrânquios infectados e a infeção é transferida para eles.

5.2. 3. Parasitas cestódeos

O Cestode adulto é parasita no intestino do vertebrado e/ou do ser humano. Contém uma série de parasitas no mundo, no âmbito deste estudo o maior número de parasitas encontrados são cestodes com diferentes géneros e espécies, e estes são:

5. 2. 3. 1. Fimbriaria fasciolaris e outras espécies

López-Neyra (1931, 1943) considerou F fasciolaris como uma forma teratológica de espécies de Diorchis e Hymenolepis, levando a considerar este parasita como um "monstro"; concluiu que era o resultado de processos de super-hidratação e maceração. Infelizmente, os trabalhos de López-Neyra não incluíram estudos histoquímicos nem de ciclo de vida e não conseguiu apresentar um argumento razoável e convincente para apoiar a sua conclusão. Depois de López-Neyra (1943), os métodos de estudo do ciclo de vida foram melhorados (Jarecka 1958) e indicaram claramente as interpretações erróneas anteriores. Fuhrmann (1914), com base em observações pessoais e no trabalho pormenorizado de (Wolffhügel, 1900), aceitou esta espécie como válida, porque os seus espécimes estavam maduros e ovígeros, sem qualquer sinal de maceração, e porque os géneros Diorchis e Fimbriaria não estão intimamente relacionados, como afirmado por Fuhrmann (1932). Com a diagnose genérica de Schmidt (1986), diferindo em algumas medidas provavelmente influenciadas pelo estado de desenvolvimento dos exemplares. Estes autores descreveram os exemplares pertencentes a espécies de Fimbriaria sem segmentação externa e interna. Beverley-Burton (1964) relatou que o estróbilo não era claramente segmentado.

Fuhrmann (1914) afirmou que o número de testículos em relação à bolsa de cirros era três ou múltiplo dela; afirmou também que quando a bolsa de cirros estava em processo de crescimento, podiam ser observados seis, sete ou oito testículos por bolsa de cirros. O útero nos exemplares aqui considerados era reticulado, de acordo com todos os autores anteriormente citados.

No presente trabalho, observou-se, de facto, um processo que gera a perda de segmentação da porção imatura para a porção madura da estróbila, dependendo do desenvolvimento do helminto. Autores anteriores não descreveram claramente a zona de pescoço como referido por Wolffhügel (1900) em torno do Pseudoscolex, e também presente no nosso material. Os seis canais osmorreguladores concordam com os descritos por Fuhrmann (1932).

No Iraque, Al-Tameemi (2013) registou este cestode em aves aquáticas na província de Basrah, com uma prevalência e intensidade de infeção semelhantes às do presente estudo. Além disso, (Mizhir, 2002) observou este cestode em aves aquáticas com uma prevalência de 6,1% e uma intensidade de infeção de 4,5.

5. 2. 3. 2. Tetrabothrius sp.

Este parasita parasita as aves e os mamíferos e encontra-se em diferentes países do mundo. Olsen (1974) registou a percentagem (9,7%) de cestodes em pombos de cauda comprida no Colorado. Esta variação no resultado pode dever-se à variação no método de nutrição entre patos e pombos, que dependem principalmente de plantas (sementes e botões de flores), e também à diferença no número de aves inspeccionadas.

5. 2. 3. 3. Diorchis bulbodes

Este céstode parasita as aves Anseriformes, sendo a espécie específica de Anas platyrhnchas em diferentes países do mundo. Al-Kinanny (2013) registou a presença de Diorchis ransomi em aves aquáticas recolhidas no pântano de Al-Hammar, na província de Thi-Qar, com uma prevalência de 9,75% e uma intensidade de infeção de 1,25. Este resultado aproxima-se do presente estudo, ao passo que (Mizhir, 2002) verificou que a Diorchis americanus de aves aquáticas tem uma prevalência de 12,5% e uma intensidade de infeção de 25.

O género Diorchis sp. foi descrito no Iraque por Awad et al. (1993) em Anas strepera em Basrah, depois Shubber (2006) encontrou em Al-Diwaniyah a partir de Anas crecca (10%), mas Mahmoud (2001) isolou D. stefanski de A. platyrhynchos em Bagdade Kut com uma percentagem de infeção (11,82, 67,53%), respetivamente.

Diorchis sp. foi registada em muitas áreas do mundo; Pojmanska, (1973) registou na Europa uma prevalência de 59,5% de galeirão europeu Fulica atra L.. Esta diferença nas percentagens pode dever-se a diferentes espécies de hospedeiros intermediários e a outras causas de vida entre as áreas de estudo e a diferenças no número de aves examinadas.

Três espécies de céstodos Diorchis nyrocae, S. gracilis e Drepanidotaenia lanceolata, com percentagens de infeção (11,25, 17,5 e 7,5%) respetivamente registadas em patos locais na província de Al-Diwaniya por (Al-Labban, 2012).

5. 2. 3. 4. Microsomacanthus sp.

Normalmente parasita aves aquáticas. No Iraque, este é o primeiro registo do género em aves iraquianas, e a espécie é muito semelhante a Microsomacanthus diorchis que foi descrita por (Fuhrmann, 1914), pelo que este parasita é considerado um novo registo no Iraque nestes hospedeiros.

5. 2. 3. 5. Raillietina sp.

O nome de um género de ténias que inclui helmintas parasitas de vertebrados, principalmente de aves. O género foi nomeado em 1920 em honra de um veterinário e helmintologista francês, Louis-Joseph Alcide Railliet. Das 37 espécies registadas no género,[1] Raillietina demerariensis, R. asiatica e R. forms Ana são as únicas espécies registadas em seres humanos,[2] enquanto as restantes são encontradas em aves. R. echinobothrida, R. tetragona e R. cesticillus são as espécies mais importantes em termos de prevalência e patogenicidade entre aves selvagens e domésticas. Algumas espécies importantes incluem: No Iraque, Al-Ghannami,(2013) registou Raillietina tetragona e R. cesticillus diferentes das espécies registadas no presente estudo, Zangan (1982) no galinheiro de Mosul, Al-Alusi (2008) numa galinha doméstica em Fallujah-turbaned e Shaibani et. al., (2008) em aves da cidade de Diwaniyah.

5. 2. 3. 6. Sobolevicanthus gracilis

De acordo com a Agência Europeia do Ambiente (http://wildpro.twycrosszoo.org/S/ 0zAPlat_Cestod/ Cycl_Hyme_Sobolevicanthus/So bolevicanthus.htm), a distribuição do género Sobolevicanthus parasita nas palavras, foram registadas 15 espécies, a saber S. aspirantica, S. dafilae, S. filumferens, S. flagellata, S. fragilis, S. gladium, S. gracilis, S. javanensis, S. krabbeella, S. octacantha, S. octacanthoides, S. papillata, S. stolli, S. terraereginae, S. wizniewskii .

Este verme foi registado pela primeira vez no Iraque por Mahmoud, (2001) em Anas platyrhynchos em Bagdade, com uma percentagem de infeção (27,95%), além disso, Farias e Canaris, (1986) isolaram S. gracilis dos patos mexicanos Anas platyrhynchos com uma percentagem (10,8%). Mizhir, (2002) isolou S. gracilis de Phoenicopterus roseus, Anas fuligula, Anas crecca e A. strepera com percentagens (100, 50, 31,3 e 6,1%), respetivamente, em Bahr Al-Najaf. Enquanto Shubber, (2006) assinalou o género S. octacantha em aves migratórias Nitta rufina com uma percentagem de 22,22%, mas em Anas crecca (35%) esta diferença de percentagem pode dever-se à migração das aves e à exposição à infeção durante a migração.

5. 2. 4. Parasitas nemátodos

5. 2. 4. 1. Heterakis gallinarum

Este parasita da suprfamília Subuluroidea caracteriza-se pela posse de um poderoso saco muscular pré-cloacal suspenso numa estrutura quitonosa e o estoma é rodeado por tecido esofágico. O ciclo de vida do hetraquídeo é direto e supõe-se que transpõe o protozoário Histomonas gallinarum (causador da cabeça negra), através do ovo do parasita (Whitlock, 1960).

Ao delinear uma nova classificação da subordem Ascaridida dos nemátodos, Chabaud (1957) baseou o seu arranjo da superfamília Heterakidae principalmente na classificação proposta por Freitas (1956) para a família Heterakidae. A superfamília Heterakidae, tal como aqui constituída, é um grupo morfológico bastante homogéneo dentro do qual se encontram dois subgrupos distintos, aqui considerados famílias - Heterakidae e Aspidoderidae. Não há dúvida de que estão relacionados, mas tratá-los como subfamílias, como é feito por Chabaud (1957), esconde a extrema especialização que é mostrada pelo grupo Aspidoderidae, uma especialização que culmina em Laura, em que a estrutura da cabeça é altamente modificada e a estrutura da cauda é simples. Género tipo: Heterakis (Dujardin, 1845). Hospedeiros e distribuição geográfica: principalmente aves, algumas espécies de posição sistemática incerta em mamíferos cosmopolitas.

O género Heterakis inclui atualmente um grande número de espécies, e estas incluem formas com espículas desiguais e dissimilares no macho (como no genótipo).

Os insectos encontrados na moela dos gansos explicam como é que estes parasitas chegaram a este hospedeiro, porque alguns precisam deles no seu ciclo de vida ou para completar o seu ciclo de vida e os encontrados na moela explicam os tipos de alimentação dos gansos (Mizhir, 2002) encontraram muitos insectos e artrópodes na moela das aves aquáticas.

CONCLUSÃO:

O presente estudo concluiu o seguinte:

1- Os patos e os gansos são uma boa regra no ciclo de vida de diferentes parasitas que causam perdas económicas a estas aves e efeitos na produção de ovos e de carne.
2- Estas aves provocam um fator ambiental, pois lançaram a infeção parasitária.
3- Todos os parasitas isolados foram encontrados pela primeira vez nestes hospedeiros e no nosso governo.
4- Os parasitas cestódeos distribuem-se mais do que os outros tipos tanto nos patos como nos gansos.
5- A infeção dupla foi mais encontrada do que a simples.
6- Os patos e gansos machos estão mais infectados com parasitas do que as fêmeas.

RECOMENDAÇÃO:

O presente estudo recomendou o seguinte:

1- Estudo epidemiológico e variações sazonais e mais informações sobre o ciclo de vida dos parasitas isolados.
2- Estudos adicionais sobre parâmetros sanguíneos de patos e gansos utilizando técnicas modernas.
3- Diagnosticar os parasitas através de microscópio eletrónico.
4- Estudo comparativo entre as bandas proteicas de cada espécie do parasita através de eletroforese.
5- É necessário efetuar um estudo taxonómico mais aprofundado dos parasitas isolados, a fim de estabelecer uma identidade clara para cada um deles.

REFRÊNCIAS

- Abdul Wahab, R.; Hasber, S. e Mohd, S. G.(2009). Helmintos parasitas de galinhas necrófagas (Gallus domesticus) de aldeias da ilha de Penang, Malásia. Trop. life Sci. Res., 20(1):1-6.
- Abdullah, B. H. (1988). Um estudo sobre parasitas de algumas aves aquáticas em Basrah. Tese de Mestrado, Univ. Basrah. PP: 118. (Em árabe).
- Adejinmi, J.O. e Oke, M. (2011). Parasitas gastrointestinais de patos domésticos (Anas platyrhynchos) em Ibadan, no sudoeste da Nigéria. Asian J. of Pout. Scienc., 5 (1): 46 - 50.
- Al-Alousi, M. T. (2008). Prevalência de parasitas internos em galinhas municipais em aldeias de Falluja-Iraque. Univ. de Al-Anbar. J. AL-Anbar of Agricultural Sciences. 6(2): 268-270
- Al-Bayati, N. Y. (2011). Um estudo sobre a infeção por Cestodes em Pombos (Columba livia) na província de Diyala. Diyala Agricul. Scie. J., 3(2) 1 - 12.
- Al-Daraji ,S.A.M.; Bannai, M.A.A. e Abbas, A.A.K. (2009). Dois trematódeos digenéticos do pato-real (Anas platyrhynchosL.,1758) nos pântanos de Al- Hammar. Mesop. J. Mar. Sci, 24 (2): 98 - 101.
- Al-Ghannami, E.S.(2013). Estudo diagnóstico e histopatológico do trato intestinal da galinha doméstica Gallus gallus domesticus infetada com parasitas intestinais na cidade de Basrah. Tese de Mestrado. Medicina veterinária. Coll. Basra Univ., Pp.86.
- Al-Hadithi, I. A. W. e Mustafa, F. A. J. (1991). Alguns helmintos parasitas de duas espécies de aves aquáticas (Anas platyrhynchos e Larus ridibunda) de Basrah, Iraque. Basrah J. Agric. Sci., 4: 245- 252.

- Al-Kinanny, Z. A. (2013). Helmintos parasitas em algumas aves aquáticas no pântano de Al-Hammar da governadoria de Thi-Qar com referência a alguns dos Aspectos ambientais dos parasitas de aves Bubulcus ibis. Dissertação de Mestrado. Edu. Coll. Thi-qar Univ., pp.: 106. (Em árabe).
- Al-Labban, N. Q. M. (2012).Isolamento e identificação de alguns parasitas em patos locais e suas alterações patológicas na província de Al-Diwaniya. Tese de Mestrado, Faculdade de Medicina Veterinária, Univ. De Medicina Veterinária, Univ. de Al-Qadisiya, Pp: 90.
- Al-Masudi, H. R.; Mhaisen, F. T.; Hado, K. M.; Hussein, A. A.; Thabet, H. M. e Kadim, Z. D. (2007). Estudo de levantamento de alguns tipos de parasitas de aves aquáticas na região de Al-Razzaza. Sci. J. Kerbella. 5 (2): 167-172.
- Al-Mayah, S. H. (1999). Um estudo dos helmintos intestinais do marreco de asa verde, Anas crecca L. em Basrah, Iraque. J. Basrah Res., 15 (1): 33-38.
- AL-Mayah, S. H.; Mustafa, F. A. e Al-Hadithi, I. A. W. (1991). A morfologia e os efeitos patológicos de Micro tetrameres egrets Rasheed, 1960 (Namatoda: Spiruidae) da garça bovina, Bulbulcus ibis em Basrah Iraque. Basrah J. Agric. Sci., 4: 297- 303.
- AL-Mayah, S.H. e Mustafa, F.A.(1994). Alterações patológicas no prevontriculus de podicepsruficollis devido a infeção com Eustrongylidestubifex(Nitzach,1918) (Nematoda: Dioctophymiaea) de Basrah, Iraque Basrah J. Sci.,12:59-62.
- Al-Mayali, H. M. (2009). Prevalência e distribuição de helmintos gastrointestinais em galinhas locais na região de Al-Diwaniya, Iraque. Wassit J. Sci. Med., 2(1): 56-77.
- Al-Taee, A. F.; Mohammed, R. G. e Mohammed, N. H. (2010).Diagnóstico de alguns ovos de helmintas em fezes de patos e gansos na província de Ninevah, Iraque. Iraqi J. of Vet. Med.,(1),5-10.
- Al-Tameemi, I. A. (2013). Helmintos parasitados em algumas aves aquáticas e a importância dos insectos no ciclo de vida de algumas delas na província de Basrah. Tese de Mestrado. Univ. de Basrah. Pp:208.
- Anh, L.T.N.; Henry, M.; Anders, D.; Nguyen, T. P.; Dao, T. H. T. e Darwin, K. M.(2001). Aves de capoeira como reservatórios de trematódeos zoonóticos transmitidos por peixes em explorações piscícolas vietnamitas. Vet. Parasitol., 391-394.
- Ashenafi, H. e Eshetu, Y. (2004). Estudo sobre helmintos gastrointestinais de galinhas locais no centro da Etiópia. Revue Med. Vet., 155(10):504-507.
- Awad , A . H .H , Al-Mayah, S . H. e Abdullah , B. H. (1993) .fauna de helmintos de aves aquáticas na província de Basrah , Iraque: A check - list . Basrah J . Sci., 11 (1) : 115 - 131 .
- Awad , A . H. H.; Abdullah, B. H .e AL -Mayah , S . H. (1994). Alguns nemátodos parasitados em sete espécies de aves aquáticas em Basrah, Iraque. J.Sci.Ser.B , 12 (1) : 63 - 69 .
- Barta, J. R.; Ogedengbe, J.D.; Martin, D.S. e Smith, T.G.(2012). Posição filogenética dos adeleorinidcoccidia (Myzozoa, Apicomplexa, Coccidia, Eucoccidiorida, Adeleorina) inferida usando sequências de rDNA 18S. J. Eukaryot. Microbiol.,59(2): 171-180.
- Berto, B. P.; Flausino, W. Mc.; Teixeira-Filho, W. L. e Lopes, C. W. G.(2011). Coccídios de passeriformes do Novo Mundo (Aves: Passeriformes): uma revisão de Eimeria Schneider, 1875 e Isospora Schneider, 1881 (Apicomplexa: Eimeriidae). Syst. Parasitol., 80 (3): 159-204.
- Beverley-Burton, M.(1964). Estudos sobre os Cestoda das aves de água doce britânicas. Proc. Zool. Soc. Lond. 142: 307-46.
- Bhure, D. B.; Nanware, S. Sh. e Sunnap, N. V. (2013).Status da diversidade de parasitas

cestódeos de galinhas domésticas (Gallus gallus domesticus) do distrito de Nanded, estado de Maharashtra. Indian J. of Appl. Resea., 3(10): 1-4.

- Bloch,(1782). Distribuição do Carassiusgibelio Invasor. J. of Fisheries and Aquatic sciences. 14-2-30:581-590.
- Bootboonchoo, P. e Wongsawad, C. (2012). Prevalência e diversidade de Raillietina spp. (Cestoda: Davaineidae) em pintos domésticos (Gallus gallus domesticus) da província de Phayao, Tailândia. J. da Sociedade de Microscopia da Tailândia 5 (1-2), 14-18.
- Buscher, H.N. (1965). Dinâmica da fauna de helmintos em três espécies de patos. J. Wild. Manage., 29 (4): 772-781.
- Calnek, B.W.; Barnes, H. J.; Mc Douglas, L.R.; Beard, C.W. e Saif, Y.W. (1991). Disease of Poultry (Doenças das aves domésticas). Editora Ames Press, Iowa, EUA. 1080.
- Calnek, B.W.; Johon, H.; Beard, C.W.; Mc Dougald, L. R. e Saif, Y.W. (1997). Disease of Poultry.10 th ed. Mosby Wdlfe, Iowa State University Press, Ames, Iowa. P 50014.
- Canaris, A. G.; Mena, A. C. e Bristal, J. R. (1981). Parasita de aves aquáticas do sudoeste do Texas: O marreco de asa verde, Anas crecca. J. Wild. Dis., 17 (1): 57- 64.
- CAS, Catskill Animals Sanctuary. (2013). Ficha informativa sobre patos e gansos. www.CASanctuary. Org.
- Chabaud, A. G. (1957). Note sure les nematodes du genra Desmidocercella. Ann. Par., 32(3):342-343.
- Chabb, J. C. (1964). Evidence for a Dynamic Equilibrium in the Indience of Cestoda and Acanthocephala in the Intestines of Fresh water Fish. J. of Parasitol. 50 (1):52.
- Clayton, D. H. e Moore, J. (1997). Host-parasite evolution. Oxford, U.K.: Oxford Univ. Press.
- Combes, C.; Bartoli, P. e Theron, A. (2002).Trematode transmission strategies. In the behavioral ecology of parasites. Editado por E.E. Lewis. J. F. Campell, e M.V.K. Sukhdeo. CABI publishing, walling ford, Oxford shire, UK.PP.1-12.
- Dalimi, A. e Mobedi, I. (1998). Um estudo sobre os helmintas parasitas de patos selvagens nas regiões do norte do Irão. Jornal da Faculdade de Teerão de Medicina Veterinária, 53: 57-59.
- David, L.; Reed, J.; Light, E.; Julie, M. Allen e Jeremy J. Kirchman. (2007). Air of lice lost or Parasite regained: the evolutionary history of anthropodidrimate lice. Univ of Florida.Vol:5.
- Dietz, E. (1909). Die Echinostomiden der Vögel. ZoologischerAnzeiger, 34, 180-192.
- Dietz, E. (1910). Die Echinostomiden der Vögel. ZoologischeJahrbücher, Suppl.12, 265-512.
- Digiani, M.C. (2000). Tetrameres (Gynaecophila) aspicula n. sp. (Nematoda: Tetrameridae), um parasita proventiculador do íbis de cara branca Plegadischihi na Argentina. Syst. Parasitol., 47(2): 111-117.
- Dujardin, F. (1845). Histoire naturelle des helminthes ouversintestineux. Paris: 654 pp.
- Duszynski, D. W. (1997). Coccidia from Bats (Chiroptera) of the World: A New Eimeria Species in Pipistrellusjavanicus from Japan.Faculty Publications from the Harold W. Manter Laboratory of Parasitology. Documento 149. Universidade do Novo México
- Emo, K. K. e Rim, H. J.(1984). Um estudo sobre os helmintos parasitas do pato doméstico (Anas platyrhynchos var. domestica Linnacus) na Coreia. Korean J. of Parasitol, 22:215-221.
- Elece, B. J. (1965). A Taxonomia e Distribuição dos helmintos - parasitas de algumas aves do País de Gales, com observações sobre a Disseminação. Tese de Doutoramento. Univ. de

Londres, pp: 505.

- Fabiyi, J.P., 1984. Checklist, geographical distribution and associated bibliography of protozoan, helminth and arthropod parasites of domestic animals and man in Nigeria. 142pp.
- Fallacara, D. M.; Monahan, C. M.; Morishita, T. Y. e Wack, R. F. (2001). Avian Diseases, 45: 128-135.
- Farazana, D.; Ferella, F.; Tammi, M.; Arer, M.; Kindl, E. e Nilsson, E. (2007). Base de dados de genes repetidos de Trypanosoma cruzi: 20000 variantes de genes adicionais. B M C Genomics 8,391pp.
- Farias, J.D. and Canaris, A.G.(1986).Gastrointestinal helminthes of the Mexican duck, Anas platyrhynchos diaz Rid gway, from north central Mexico and southwestern United States. J. Wildl Dis.22:51-54.
- Fedynich, A. M.; Finger, R.S.; Ballard, B. M.; Garvon, J.M. e Mayfield, M. J. (2005). Helmintos de Ross e gansos-de-testa-branca-grande que passam o inverno em Taxas do Sul, EUA. Comparative parasitology 73:3338.
- Fernandez, M.; Pico, Y. e Manes, J. (2002). Métodos analíticos para a determinação de resíduos de pesticidas em produtos apícolas. J. Food Protect. 65: 15021511.
- Fernandez-Aranda, F.; Krug, I.; Granero, R. e Ramon, J.M. (2007). Padrões alimentares individuais e familiares durante a infância e o início da adolescência: Uma análise dos factores associados aos distúrbios alimentares. Appetite 49(2):476-485.
- Freitas, J. F. T. (1956). Observ açõessôbre as espéciessul-americanas do gênero Oswaldocruzia.(citar por Sobere Um Novo Gênero De Neidernematidae freitas,1956 (Nematoda, Ascaridoidea).
- Friederike, W.; Lutz, T. e Uwe, N. (2011). Apoiar o empreendedorismo num contexto de bairro urbano: A review of German experiences. Universidade JIBS, Pp: 26.
- Fuhrmann, O. (1914). Sur l'origine de Fimbriaria fasciolaris Pallas.Compte-Rendu IX CongrésInternatZool (Mónaco, 1913): 437-457.
- Fuhrmann, O. (1932). Les ténias des oiseaux. Mém Univ Neuchâtel 8: 1381. (citado por Alexander K. Galkin, Kira V. Regel & Jean Mariaux 2006).
- Gali, M. A.; Rana Magid, R. e Jassim, A. N. (2010). Efeito de parasitas no sistema digestivo do bulbul iraquiano Pycnonotuslecuotis Mesopotamia. J. of Baghdad Scie., 7 (4): 1288-1296.
- Garcia, L. S. & Ash, L. (1979). Diagnostic parasitology: Clinical - laboratory manual, 2nd ed., C.V. Mosby, Com. USA. 174 pp.
- Ghazi, R. R.; Mansour, N. K. e Bilqees, F. M. (2002). Palluterinakarachiensis sp.n.(cestoda: Anaplcephalidae)do pombo Columba livia Gmelin.Tyrk.J.Zool.,26:27-30.
- Ghebremariam, M.K.; Sanjay, D. e Basharat, A. (2011). Prevalência de parasitas helmínticos em galinhas indígenas de Zoba Anseba da Eritreia, Nordeste de África. Vet. World, 4(11):492-494.
- Gibson, W.; Bingle, L.; Blendeman, W.; Brown, J.; Wood, J. e Stevens J. (2000). Estrutura e variação da sequência do transcrito líder com splicing do tripanossoma. Mol. Biochem. Parasitol. 107: 269-277.
- Gordon, R.F. e Jordan, F.T.W. (1982).Poultry Disease. 2ª ed. Bailliere Tindall, Londres, Pp: 11-197.
- Gray, D. e Richard, D. (2007). Parasitas intestinais em bandos de galinhas de quintal UF .Edis., 1-3.

- Greben, O. B. (2013). Parasitas Cestódeos de Aves da Subordem Charadrii do Lago Syvash, Ucrânia. Vestnikzoologii, 47(6): 1-8.
- Gupta, D. K. e Chaudhary, K. C. B. (1986).Podridão da cabeça da couve causada por Rhizoctonia -Solanikuhn. Ciência Atual, 55 (18), 941-941
- Haas, W. et al., (1995). Procura de hospedeiros de caracóis por miracídios e cercárias: pistas químicas do hospedeiro. Parasitology Today 11: 468-472.
- Hickman, C. P.; Roberts, L. S.; Keen, S. L.; Eisenhour, D. J.; Larson, A. e Anson, H. I. (2011). Princípios Integrados de Zoologia, 5ª ed., São Paulo: Editora abril, 2010
- Hofstad, M. S.; Calnek, B. W.; Helmboldt, C. F.; Reid, W. M. e Yoder, Jr. H. W. (1978). Diseases of Poultry, 7PthP ed., Iowa State University. Universidade Estadual de Iowa. IOWA STATE UNIVERSITY, USA.
- http://en.wikipedia.org/wiki/Trematoda. (2014).
- http://gni.globalnames.org/name_strings?search_term=Psilocollaris&com mit=Search)
- http://www.gbif.org/species/103287245).
- http://wildpro. twycrosszoo.org/ S/0zAPlat_Cestod/ Cycl_Hyme_Sobolevic anthus/ Sobolevicanthus. htm.
- Huffman, J. E. e Fried, B. (1990).Echinostomiasis. Adv. Parasitol, 29:215-269.
- Jordan, F.T.W. Pattison, M. (1996). Poultry Diseases (Doenças das Aves). W.B. Saunders, Londres.
- Kajerova, V.; Barus, V. e Literak, I. (2004). Nemátodos do género Ascaridia que parasitam psitacídeos de aves: uma revisão e chave de determinação. Vet. Med. - Checa, 49 (6): 217-223.
- Katarzyna, K. M. (2008). Nematofauna de patos do género Melanitta (Mergini, Anseriformes) do sul do Mar Báltico. Wiado Mooeci Parazytologiczne, 54 (2):155-161.
- Kavetska, K.M.(2008). Nematofauna de patos do género Melanitta (Mergini, Anseriformes) do sul do Mar Báltico. Wiad Parazytol , 54, 155-157.
- Kennedy, C.R. (1975). Ecological animal parasitology . Black well Scientific publications Oxford , 163 pp.
- Khan, A. J.; Khan, S. W. e Riaz, S. (1983). Helmintos parasitas de pato selvagem (Anas crecca) de N. W. F. P. P. Peshawar, Paquistão. Mulletin of Zool. Univ. Peshawar, 1: 57- 62.
- Kharoo, V. K. (2012). Uma nova espécie do género Leucochloridiumcarus, ,1835 (Trematoda: Leucochlordidiidae (Poche,1907) Dollfus,1934 do pernilongo vermelho malhado Totanus fuscus de Allahabad, Índia. Indian J. of Fundamental and Applied Life Ciências, 2 (1) : 2231-6345.
- Kinsella, J.M.; Hon, B.T. and Reed, P.B. (1973).A comparison of helminthes parasites the common gallinule (Gallinullachloropuscachinnans) e o gallinule roxo (Porphyulamartinica) na Florida. Am. Mid. Nat., 89(20): 467-473.
- Ki-Soo, C.; Jong- Taek, K.; Dong-Choon, A.; Bae Dong, J.; Bae-Keun, P. e Hyeon-Cheol, K. (2010). Primeiro registo de Prosthogonimuscuneatus (Prosthogonimidae) do mergulhão-pequeno, Tachybaptusruficollis, na Coreia. Korean J. Vet. Res., 50(1): 71-7.
- Leger, L. e O. Duboscq, (1910). Seleno coccidiumintermediu Leg.et Dub.et la systematiques des sporozoaires. Arch. Zool. Exp. Gen. 5:187238.
- López-Neyra, C.R. (1931). La Fimbriaria fasciolaris susrelaciones con Diorchis acuminata.

Bol. Univ. Granada 13: 131 156.

- López-Neyra, C. R. (1943). La fimbriari zación. Possibles cestodesnormalesque la presentan. Rev IbérParasitol 3: 107-140.
- Lundstroum, J. O.; Gylfe, A.; Bergsterome, S. e Olsen, B. (2000).Reativação da infeção por Borrelia em aves. J. Nature, 403: 724725.
- Magwish, H. B.; Kassuuka, A. A.; Kyusgaad, N. C. e Permin, A. (2002).Comparação da prevalência e do peso da infeção por helmintos em frangos de corte em crescimento e adultos.Trop.Anim.Heal.Prod.J.,34(3):205- 214.
- Mahmoud, A. J. (2001). Estudo epidemiológico e diagnóstico dos helmintos do sistema digestivo de Anas platyrhynchos L., com os seus efeitos patológicos. Tese de Mestrado. Univ. Bagdade: 120 pp. (em árabe).
- Marinova, M. H.; Boyko B. Georgiev, e Gergana P. Vasileva. (2013). Uma lista de verificação de Cestodes (Platyhelminthes: Cestoda) de aves aquáticas (Aves: Anseriformes) na Bulgária. Ata Zool. bulg., 65 (4): 537-546
- Mathias, P.(1925). Recherches experintal essur le cycle evolutif de quelques Trematodes. Bull. Biol. France et Belgique, 59: 1-123.
- Matur, B.M.; Dawam, N.N e Malann, Y.D. (2010). Parasitas de helmintos gastrointestinais de frangos locais e exóticos abatidos em Gwagwalada, Abuja (FCT), Nigéria. New York Scie.J.3(5)96-99.
- Margolis, L.; Esch, G. W.; Holmes, J. C.; Kuris, A. M. e Schad, G. A. - (1982).The use of ecological terms in parasitology (Report of an ad hoc committee the American Society of Parasitologists). J. Parasitol, 68: 131133.
- McLaughlin, D.J.; Berres, M. E. e Szabo, L. J. (1995). Molecules and morphology in basidiomycete phylogeny. Can. J. Bot. 73 (Suppl. 1):S684-S692.
- Mizhir, A. H. (2002). Estudo identificacional e histopatológico de vermes parasitas no canal digestivo de algumas aves aquáticas na depressão de Bahr Al- Najaf. Tese de Mestrado, Univ. de Kufa: pp: 80. (Em árabe).
- Mohammad, M. K.(1996). Parasitas helmínticos intestinais da perdiz-das-rochas Alectorisgraeca em Qa'raarea, a oeste do Iraque. Bull. Iraque Nat. Hist. Mus., 8(4):89-101.
- Mohammad, K. M.; Al-Moussawi, A.A. e Jasim , K. M. (2002). A fauna parasitária da galinha-d'água gallinulachloropuschloropus L. no meio do Iraque. Bull. Iraque Nat. Hist. Mus. 9 (4): 41-49.
- Morgan e Hawkins, (1960). Veterinary Helminthology in Cattle, - Dogs, Poultry
- Muazu, A.; Masdooq, A. A.; Ngbede, J.; Salihu, A. E.; Haruna, G; Habu A. K.; Sati, M. N. e Jamilu, H. (2008). Prevalência e identificação de espécies de Eimeria que causam coccidiose em aves de capoeira com em Vom, Estado de Plateau, Nigéria. Int. J. Poult. Sci. 7: 917-918.
- Muhairwa, A. P.; Msoffe, P. L.; Ramadhani, S.; Mollel, E. L.; Mtambo, M. M.A. e Kassuku, A.A. (2007). Presença de helmintos gastrointestinais em patos criados ao ar livre no município de Morogoro, Tanzânia pp. 1-5.
- Müller, O. F. (1774). Vermiumterrestriumetfluviatilium, senanimaliuminfusoriorum, helminthicorum, et testaceorum, non marinorum, succinctahistoria, Vol. 2, Testacea. HavnieetLipsiae.214 pp.
- Mungube, E.O.; Bauni, S.M .; Tenhagen, B.A.; Wamae, L.W.; Nzioka S.M.; Muhammed, L .e Nginyi, J.M. (2008). Prevalência de parasitas das galinhas necrófagas locais numa zona semi-árida selecionada do Quénia Oriental. Trop. Anim. Health Prod., 40:101-109.

- Mustafa, F. A. (1984). Estudo epidemiológico de alguns cestodes que infectam o sistema digestivo dos pombos. Tese de Mestrado. Faculdade de Ciências, Univ. de Basrah. Pp:113. (Em árabe).
- Mwale, M. e Masika, P. J. (2011). Estudo de prevalência pontual de parasitas gastrointestinais em galinhas de aldeia do distrito de Centane, África do Sul. Jornal Africano de Investigação Agrícola. 6(9): 2033-2038.
- Nation, P.N., e Wobeser, G. 1977. Renal coccidiosis in wild ducks in Saskatchewan. J. of Wildlife Diseases, 13: 370-375.
- Nayyef, H. J. (2012). Estudo histopatológico de alguns pombos infectados com Raillietina spp. em Bagdade. Al- Mustansiriya J. Sci., 23 (1): 19-28.
- Odhner, T. (1911) Echinostoma umilocanum (Garrison), einneuermenschenparasitaus Ostasien. ZoologischenAnzeiger, 38, 65-68.
- Ogunnowo, O. (2013). A Abundância e Diversidade de Trematódeos Intestinais Recolhidos de Marrecos de Asa Azul e Patos de Pescoço Anelado que Habitam o Lago Winnibigoshish, Minnesota. J. of Undergraduate Research at Minnesota State University, Mankato: 13: 6. Disponível em: http://cornerstone.lib.mnsu.edu/jur/vol13/iss1/6
- Okulewicz, A.; Okulewicz, J.; Sitko, J. e Wesolowska, M. (2010). Novos registos de vermes digenéticos (Trematoda) em aves na Polónia. Wiadomosci Para -to logiczne 56: 67-70.
- Olsen, O.W. (1974). Parasitas animais, seus ciclos de vida e ecologia. 3.ed. University Park press,: 364.
- Parsani, H. R.; Momin. R. R.; Sahu, R. K. and Patel, B.G. (2003).Prevalência de parasitas gastrointestinais em aves em cativeiro no Kamla Nehru Zoological garden, Kankaria Zoo, Ahmadabad Gujarat. Zoo's Print J. 18 (1): 987- 992.
- Permin, A. e Hansen, J. W. (1998). Epidemiologia, diagnóstico e controlo dos parasitas das aves de capoeira FAO Animal Health Manuals: Organização das Nações Unidas para a Alimentação e a Agricultura 160PP.
- Permin, A.; Bojesen, M.; Nasen, P.; Bisgaard, M.; Frandsen, F. e Pearman, M. (1997). Produção de Ascaridia galli em galinhas após infeção única com diferentes níveis de dose. Parasitol. Res., 83(6): 614-617.
- Pojmanska, T. (1973). Michajloviamigrata gen. n., sp. n.(Trematoda, Brachylaimata)-a morfologia do adulto. Ata Parasitologica 21:9- 20.
- Price, P. (1991). Bird-parasite-Interactions, Ecology, Evolution and Behavior (Interações entre aves e parasitas, Ecologia, Evolução e Comportamento). Oxford University Press, Oxford, Reino Unido.
- Puttalakshmamma, G. C.; Ananda, K. J.; PRATHIUSH, P. R.; Mamatha, Sugunasuguna , R. S. R. (2008). Prevalência de parasitas gastrointestinais de aves de capoeira nos arredores de Bangalore. VeterinaryWold1, 201-202.Veterinary World 1, 201-202.
- Rajvanshi, I. e Gupta, A. N. (1983). Análise qualitativa e quantitativa da fauna de trematódeos digenéticos na garça-vaqueira, Bubulcus ibis coromandus. Actas da Academia Indiana de Parasitologia, 4(1/2):1-5.
- Rind, S. (1974).Alguns helmintos parasitas de aves de água doce da Ilha do Sul, Nova Zelândia, com particular referência aos trematódeos dos patos. Mauri Ora 2: 139-146.
- Roy, R. (2002). Helminthes of Free-range Chickens in Bangladesh with emphasis on prevalence and Effect Productive. Tese de mestrado, Universidade Real de Veterinária e Agricultura de Fredericks-berg, Dinamarca, p. 297-330.

- Ruff, M.D. (1988).Nematodes and Acanthocephalans .In .M.S. Hosted., H .J. Baies .B.W. calnek. W.M. reid e H.W. Yaer, Jr(eds). Diseases of poultry.8th ed. Iowa state Univ. press. AMS. Iowa, EUA. PP.14-648.
- Saeed, A. R. Kh.; Ibrahim, Z. A. S. e Baban, A. F. (2003). Investigações preliminares sobre os helmintos parasitas do estorninho (Sternus vulgaris) no distrito de Alrashdia (Bagdade). Bull. Iraq nat. Hist. Mus., 10 (1): 89-95.
- Saka, M.J., Aremu, A.S. e Saka, A.O. (2014). Helmintíase transmitida pelo solo: Taxa de prevalência e factores de risco entre crianças em idade escolar em Ilorin, Nigéria. Journal of Applied Sciences and Environmental Sanitation.9(2); 139-145, Publicado por Trisanita Journals Environmental Sanitation. Disponível online em https://www.trisanita.org/index.html
- Saliem, H. I. (1998). Aves Aquáticas. Publicação da Universidade de Halab. Pp: 230.
- Sayyed, R.S.; Phulan , M.S.; Bhatt, W. M.; Pardehi, M. e Shamaher, A.(2000). Incidência de nemátodos parasitas em poedeiras comerciais no Swat, Paquistão Vet.J.,20(2):107-108.
- Schmidt, G. D. (1986). Hand book of Tapeworm Identification. CRC Press, Inc. Boca Raton, Florida. Boca Raton, Florida. pp. 675
- Shaibani, I. R. M.; Phulan, M. S.; ArijoA. E Qureshi, T. A. (2008).Contaminação de larvas infecciosas de nemátodos gastrointestinais de ovinos em pastagens comunitárias. Universidade de Agricultura de Sindh, Tando
  Jam, Paquistão. Inter. J. of Agriulture and Biology.18: 14-9596pp.
- Shah, A. H.; Anwar, A. V.; Khan, M. N.; Iqbal, Z. e Abdul-Qudoos (1999). Comparative studies on the prevalence of cestode parasites in indigenous and exotic layers at Faisalabad. Int. J. Agri. Biol., 1(4): 277279.
- Shahin, A. M.; Lebdah, M. A.; Abu-Elkheir, S. A. e Elmeligy, M. M.(2011). Prevalência de Cestodíase de Galinha no Egito. New York Sci. J. 4(9):21-19.
- Shamaun, A. A. (2009). Surveillance of diseases in house reared chickens in Al-Hamdania, Mosul (Vigilância de doenças em frangos criados em casa em Al-Hamdania, Mosul). Iraqi J. Vet. Sci.,23(1):113-115.
- Shehn, M. M. e Anka, N. S. (2014). Estudos comparativos sobre helmintos gastrointestinais de frangos indígenas e exóticos abatidos no mercado de vegetais de sokoto, estado de sokoto - Nigéria. J. of Zool. And Bioscience, 1, 2: 1-5.
- Shinn-Shyong, T.; Katsuya H. e Chitoshi, I. (1992). Histopathological Survey of Protozoa, Helminths and Acarids of Imported and Passerine Local Psittacine and Birds in Japan. JPn. l. Vet. Res., 40, 161-174.
- Shubber, H. W. K. (2006). Os helmintos parasitas do trato digestivo dos patos Nettarufina e Anas crecca. Tese de Mestrado, Univ. AL-Qadisiyah (em árabe).
- Singh, S. N. (1954). Estudos sobre a morfologia e a história de vida de Strongyloides mirzai n. sp.
- Skrjabin, K.I. (1944) An analysis of the generic components entering into the composition of three trematode families: Opisthorchidae, Dicrocoeliidae e Echinostomatidae. DokladyAkademiiNauk SSSR, 44, 299-301.
- Skrjabin, K.I. e Bashkirova, E.Y. (1956). Família Echinostomatidae. Osnovy Trematodologii, 12, 53-930 (em russo).citado por(OlenaKudlai, Vasyl V. Tkach, Eric E. Pulis, AnetaKostadinova em Systematic Parasitology (2015) .
- Programa SPSS (Statistical Program for Social Sciences (2012) .

- Soulsby, E. J. L. (1986). Helminths , Arthropods and Protozoa of Domesticated Animals.7th ed. Builliere Tindall .Pp-809.
- Suhardono e Gatos, A. (2002). Taxa de prevalência da infeção por trematódes em aves de capoeira criadas em ambiente de cultivo de arroz em aldeias de dois distritos de Sukabumi e Serang, Java Ocidental. Balai Penelitian-Veteriner, 1-3.
- Swadi, B. F. (2013). Helmintos parasitados em algumas aves aquáticas que ocupavam a costa de Shatt AL-Arab ao norte da governadoria de Basrah. Faculdade de Educação em Ciências Puras, Universidade de Basrah.110pp.
- Taylor, E. R. e Muller, R. (1971). Isolamento e manutenção do parasita in vivo. Symp. Birt. Soc. Parasitol. Blackwell Sci.publ.Oxford.P:109:121.
- Tasawar, Z.; Hussain , L. e Akhter, M. (1999). Prevalência de copepectoparasitas de Labeorohita do incubatório de MianChannu, Punjab, Paquistão. Pakistan Vet. J., 19: 210-212.
- Tenter, A. M.; Barta, J.R.; Beveridge, I.; Duszynski, D.W.; Mehlhorn, H. e Morrison, D.A. (2002). A base concetual para uma nova classificação dos coccídios. Int. J. Parasitol, 32(5): 595-616.
- Thatcher, V. E. (1993). Trematódeos Neotropicais. Instituto Nacional de Pesquisas da Amazônia, Manaus, Brasil, 553.
- Toft, C. A. (1991). Interações entre parasitas de aves. Ecology, Evolution and Behavior In J. E. Loye and M. Zuk(eds,). Bird-parasite-Interactions, Ecology, Evolution and Bebaviour,pp.4-15 Oxford University Press, Oxford, UK.
- Toledo, R.; Mounoz-Antolí, C.; Pérez, M. e Esteban, J. (1998). Infecções por tremátodes larvares em gastrópodes de água doce do Parque Natural de Albufera em Espanha. J. Helminthol, 72:79-82.
- Van danaa et al., (2012).Sesmicity I Jammu and Kashmir Region with special Reference to Kishtwar,V3,Issue 9,pp2250-3153.
- Wardle, R.A. e Mcleodj, A. (1952).The zoology of tapeworms. The - Univ. of Minnesota Press.
- Webster, W. A. (1982). Parasitas intestinais encontrados em aves exóticas importadas para o Canadá. Can. Vet. J., 23:230.
- Webster, G. A. (1997). Diseases of wild water fowl (Doenças das aves aquáticas selvagens), segunda edição, Plenum Press, Nova Iorque, EUA.
- Weerachai, S.; Pichet, C. e Weerachai, M. (2013). Transformações de fase e atividade fotocatalítica da preparação de pós de TiO2 via método Sol-Gel assistido por micro-ondas Pesquisa de materiais avançados. 717: 79-83.
- Whitlock, J. H. (1960). Diagnosis of Veterinary Parasitism (Diagnóstico do Parasitismo Veterinário). Lea and Febiger Pub, Filadélfia, EUA. Pp: 236.
- Wilson, R.T.; Traore, A.; Kuit, H.G. e Slingerland, M. (1987). Chick mortality in scavenging village chickens in Sri Lanka (Mortalidade de pintos em galinhas de aldeia necrófagas no Sri Lanka). Tropical Animal Health Production, 19: 229-236.
- Wolffhügel, K. (1900). BeitragzurKenntnis der Vogelhelminthen, Dissertação Inaugural, Universität Basel, Freiburg i. B, 204 pp. Yamaguti, S. (1961). Systema helminthum VIII. Os nemátodos dos - vertebrados. Partes I e II. Inter Sci. Publ. Inc. Nova Iorque: 1261 pp
- Yamaguti, S. (1971). Sinopse de trematódeos digenéticos de vertebrados. Keigaku publishing Co., Tóquio, Japão, Pp: 1074 .

- Yilmaz, M.; Cigremis, Y.; Turkoz, Y. e Gaffruoglu, M.(2005). A taxonomic study on Orthriasinsigniseuphraticus(Banarescu and Nalbant,1964) and Cyprinion marostomus (Heckel,1843).
- Yokogawa, M. (1965). Paragonimus e Paragonimíase. Adv. Parasitol. 3:99-198.
- Zankana, P.M. (1982). Estudo sobre os parasitas do pombo doméstico Columba liviadomestica em Nineva e algumas áreas das províncias de Erbil e Duhouk. Tese de Mestrado, Faculdade de Ciências, Universidade de Mosul

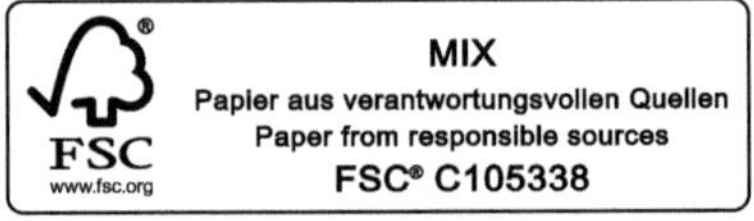

Printed by Books on Demand GmbH, Norderstedt / Germany